Sanfte
Babymassage

RAHEL REHM-SCHWEPPE
SABINE GRABOSCH

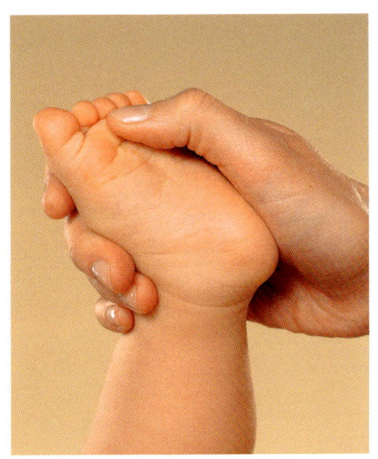

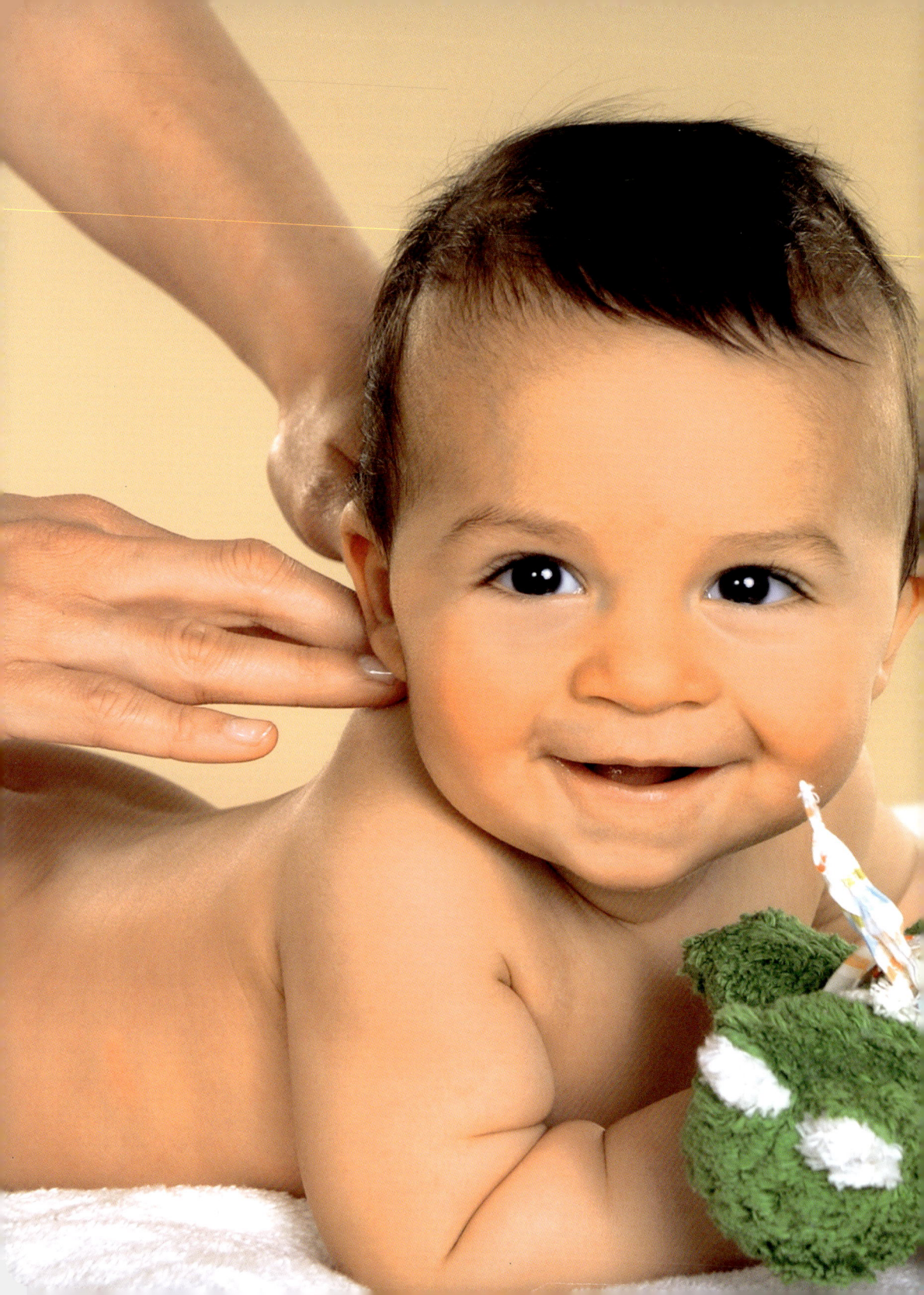

RAHEL REHM-SCHWEPPE
SABINE GRABOSCH

Sanfte Babymassage

Mit Shiatsu für das Baby

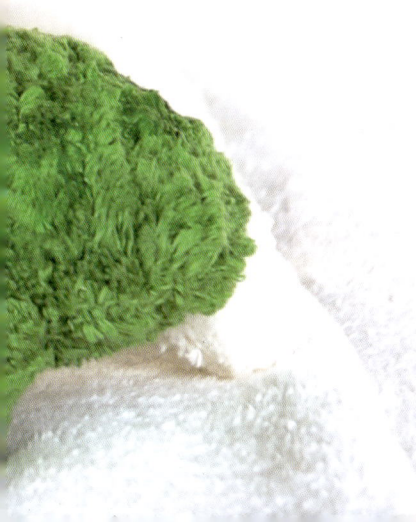

Inhalt

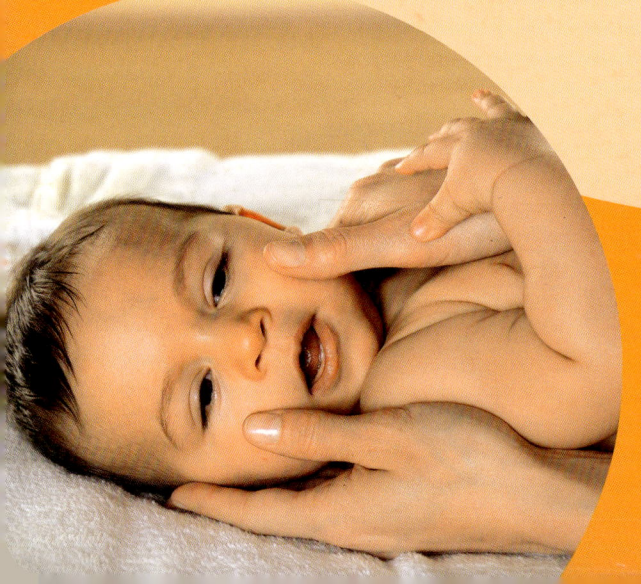

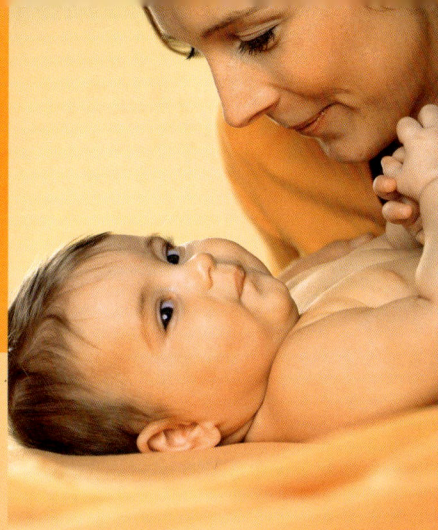

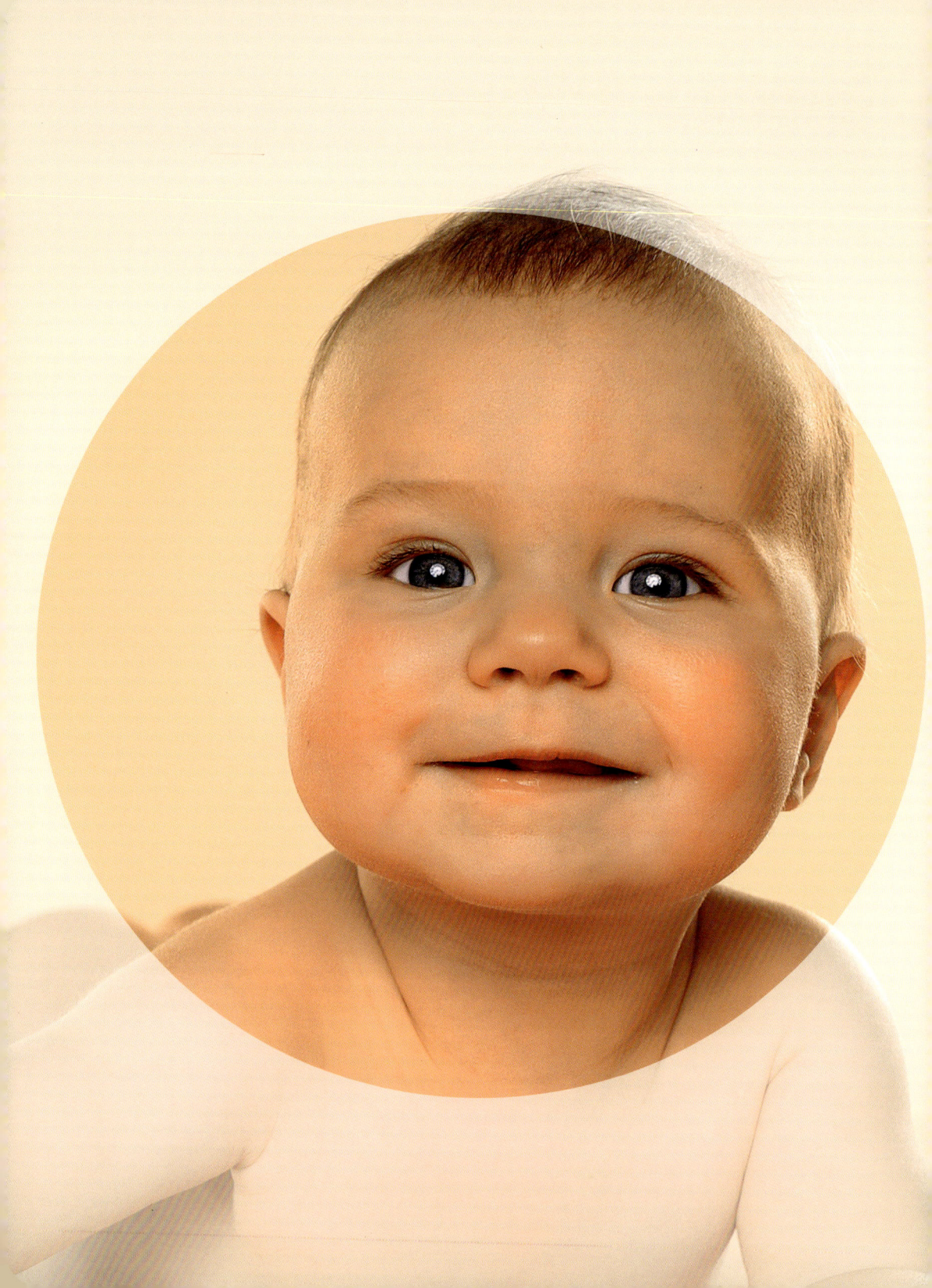

Sanfte Berührung

Einblick in die traditionelle Babymassage

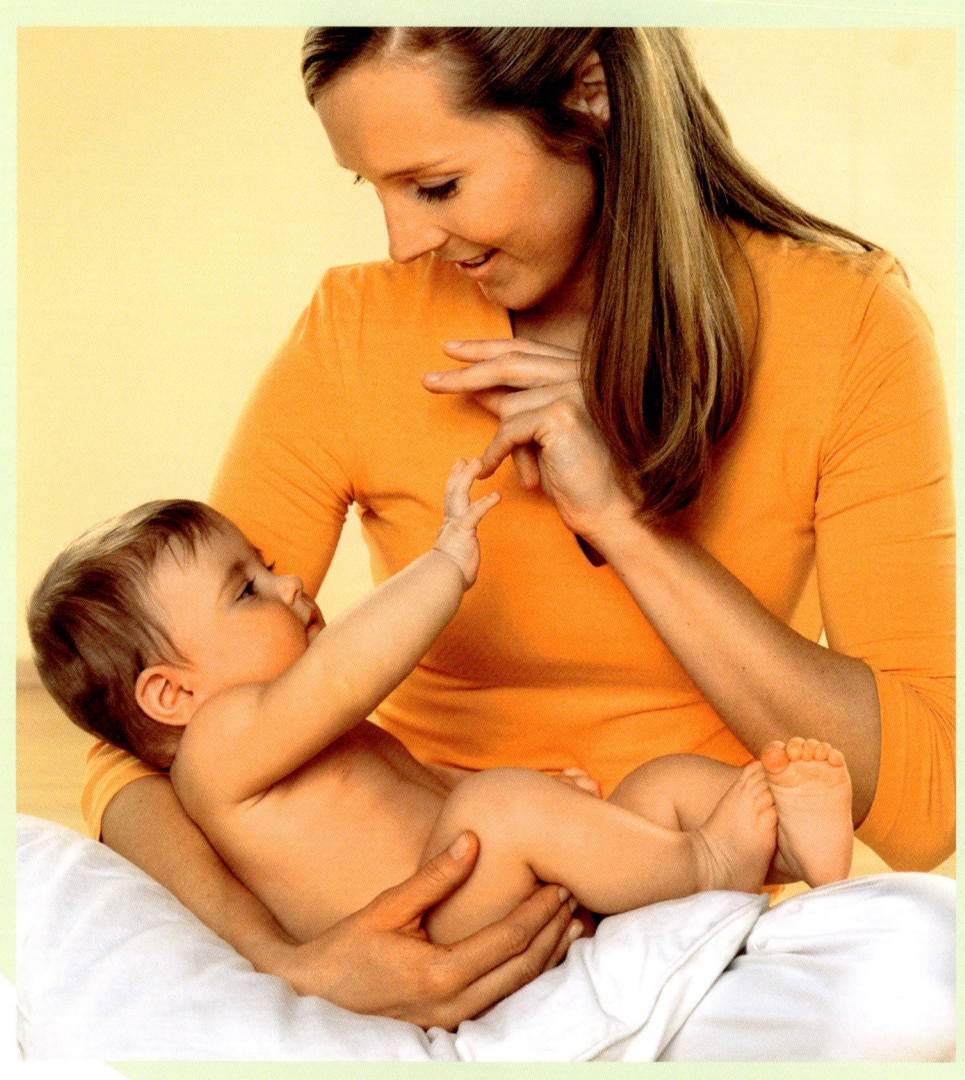

Durch sanfte Berührung können Sie Wärme, Liebe und Geborgenheit schenken.

Zärtliche Berührungen sind der ursprünglichste Ausdruck der Zuneigung: Es ist keine Sprache nötig, um sie zu verstehen. Seit jeher bildet liebevoller Körperkontakt die Grundlage für das Vertrauen und die Nähe, die sich zwischen Eltern und ihren Kindern entwickeln können. Die Babymassage ist eine ritualisierte Form solcher Berührungen, die eine enge Verbindung mit dem Kind entstehen lassen. Wie jede Form der Massage baut sie auf bestimmten Griffen und Abläufen auf, die für Wohlbefinden und eine tiefe Entspannung sorgen. Sie bietet jedoch auch die unschätzbare Möglichkeit, dem uns anvertrauten, kleinen Wesen jenseits aller Worte zu vermitteln, wie sehr wir es lieben und schätzen.

Bestandteil der Babypflege

Babymassage ist so alt wie die Menschheit selbst. Bei vielen höher entwickelten Säugetieren gehört der ausgiebige Körperkontakt untrennbar zur Aufzucht der Jungen dazu und es gibt keinen Grund anzunehmen, dass unsere frühesten Vorfahren sich nicht ebenso »berührungsfreundlich« um ihren Nachwuchs gekümmert hätten. Zudem gibt es unzählige Beispiele aus traditionellen Kulturen, in denen Massagen ein unverzichtbarer Bestandteil der Säuglingspflege sind: Babys werden massiert, um ihre Gelenke geschmeidig zu machen, ihr Wachstum anzuregen, Bauchschmerzen zu lindern oder sogar, um ihnen schöne Gesichtszüge und größere Anmut zu verleihen.

Babymassage auf allen Kontinenten

Traditionelle Babymassagen finden sich in Afrika, Indonesien, von Nord- bis Südamerika, in der Südsee und ebenso in Sibirien. Am bekanntesten ist dabei sicher die indische Babymassage, die eng mit der ayurvedischen Tradition verbunden ist. Hier wird nicht nur das Baby, sondern auch die Mutter ausgiebig umsorgt und massiert. Zusätzlich zur Massage selbst gehören spezielle Ölmischungen, Kräuteranwendungen und Ernährungsregeln zum täglichen Pflegeprogramm – Ayurveda ist eine Gesundheitslehre, die alle Bereiche des Lebens umfasst und die Gesundheit bewahrt. Ziel der indischen Babymassage ist es, das Baby rundum gesund zu erhalten, seine Entwicklung zu fördern und es der Mutter zu ermöglichen, mögliche Beschwerden schon zu behandeln, bevor das Baby wirklich unter ihnen leidet.

All diesen Massagetraditionen ist gemeinsam, dass sie das Bedürfnis des Babys nach Berührung und Zärtlichkeit stillen und einen Rahmen schaffen, in dem sich die Mutter (oder der Vater) dem Kind mit voller Aufmerksamkeit widmen kann. Babys auf der ganzen Welt haben das Bedürfnis, gehalten, getragen, gestreichelt und in den Armen gewiegt zu werden. Dass die Babymassage jedoch noch sehr viel mehr kann, werden Sie auf den folgenden Seiten erfahren.

Touch for love

Babys entwickeln schon im Mutterleib grundlegende Sinnesfunktionen: Ihre Augen öffnen sich, sie können helles Licht durch die mütterliche Bauchdecke wahrnehmen und auch das Gehör funktioniert schon lange vor der Geburt. Der Tastsinn jedoch, also die Fähigkeit, die Umgebung durch die Berührungen der Haut wahrzunehmen, ist wohl der am frühesten entwickelte Sinn.

Um sich gut entwickeln zu können, brauchen Babys viel Körperkontakt.

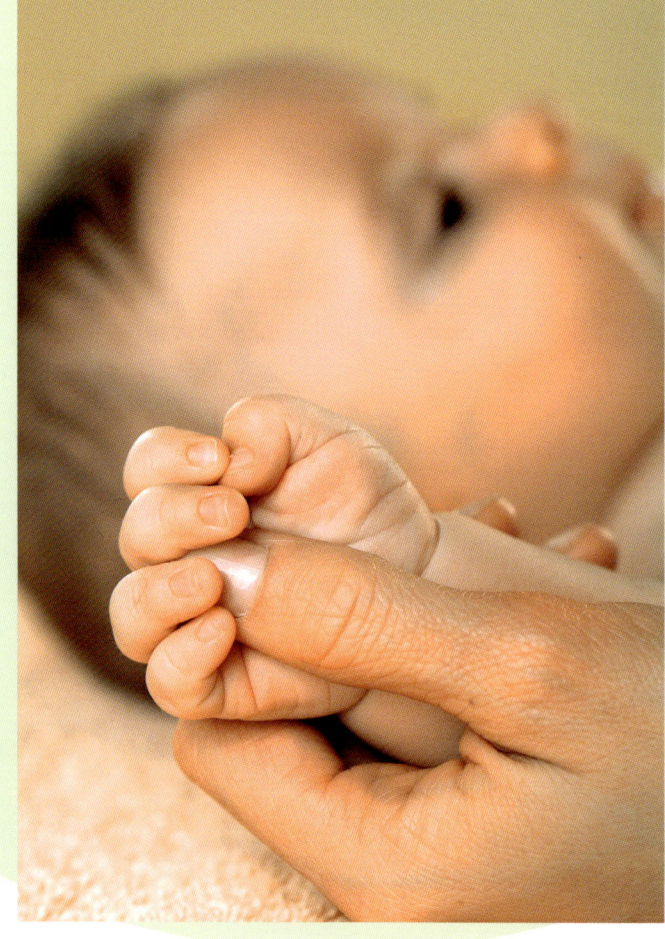

Das Leben beginnt mit Körperkontakt

Im Mutterleib ist das Baby von der Gebärmutter umschlossen und in ihr geborgen. Seine frühesten Wahrnehmungen bestehen im ständigen Kontakt mit dem Körper seiner Mutter. Es hört ihren Herzschlag, ihre Stimme und erlebt jede ihrer Bewegungen hautnah mit. Es lebt in einer vollkommen geschützten, innigen Atmosphäre. Mit der Geburt wird dieser enge Kontakt jäh unterbrochen und das Baby findet sich plötzlich in einer beunruhigenden Leere wieder.

Kein Erwachsener weiß, wie ein Neugeborenes diesen Wechsel in die Welt wahrnimmt, da sich unsere kognitiven Fähigkeiten erst im Lauf der Kindheit entwickeln und es uns erst lange nach der Geburt möglich machen, Erfahrungen in Worten und Gedanken auszudrücken. Wir können jedoch versuchen, es nachzuempfinden – dann werden wir schnell verstehen, wie wichtig Körperkontakt, Zuwendung und Geborgenheit vor allem in den ersten Lebensmonaten für jedes Baby sind.

Schenken Sie Liebe!
Die Babymassage hilft Ihnen dabei, Ihrem Baby liebevolle Aufmerksamkeit zu schenken. Durch ausgiebige Berührungen wird sein Bedürfnis nach Zuwendung und Zärtlichkeit gestillt, das ebenso drängend ist wie die Aufnahme von Nahrung. Der Kontakt mit den Händen seiner Mutter beruhigt das Baby und lässt es körperlich spüren, dass es sich angenommen fühlen darf. Die sanften Berührungen und das warme Gefühl von Haut auf Haut erinnern an die Geborgenheit im Bauch der Mutter. Und der Rhythmus der Massage setzt die Rhythmen ihres Herzschlags, ihrer Atmung und ihrer Bewegungen fort, die das Baby von Anfang an ins Leben getragen haben.

Die Kraft Ihrer Hände
Durch die regelmäßige Babymassage können Sie entdecken, welch vielfältige Möglichkeiten in Ihren eigenen Händen liegen: Ihre Hände können Ihr Baby liebkosen, beruhigen, aufmuntern, ihm Vertrauen und Zuversicht schenken und sogar Schmerzen lindern. Gleichzeitig werden Sie dadurch sensibler für die Signale Ihres Kindes werden, die es gerade in den ersten Monaten ja nicht durch Worte ausdrücken kann.

Babys zeigen durch ihr Verhalten, was ihnen gefällt und was sie brauchen. Durch ihre Gesten, ihren Gesichtsausdruck und selbst schon ihre ersten Laute drücken sie ihre Bedürfnisse und ihr Befinden aus. Beim Massieren werden Sie ganz von allein aufmerksamer für die individuellen Signale Ihres Babys – und Sie werden im Lauf der Zeit immer besser lernen, sie auch in allen anderen Situationen sicher zu deuten und liebevoll auf sie zu reagieren.

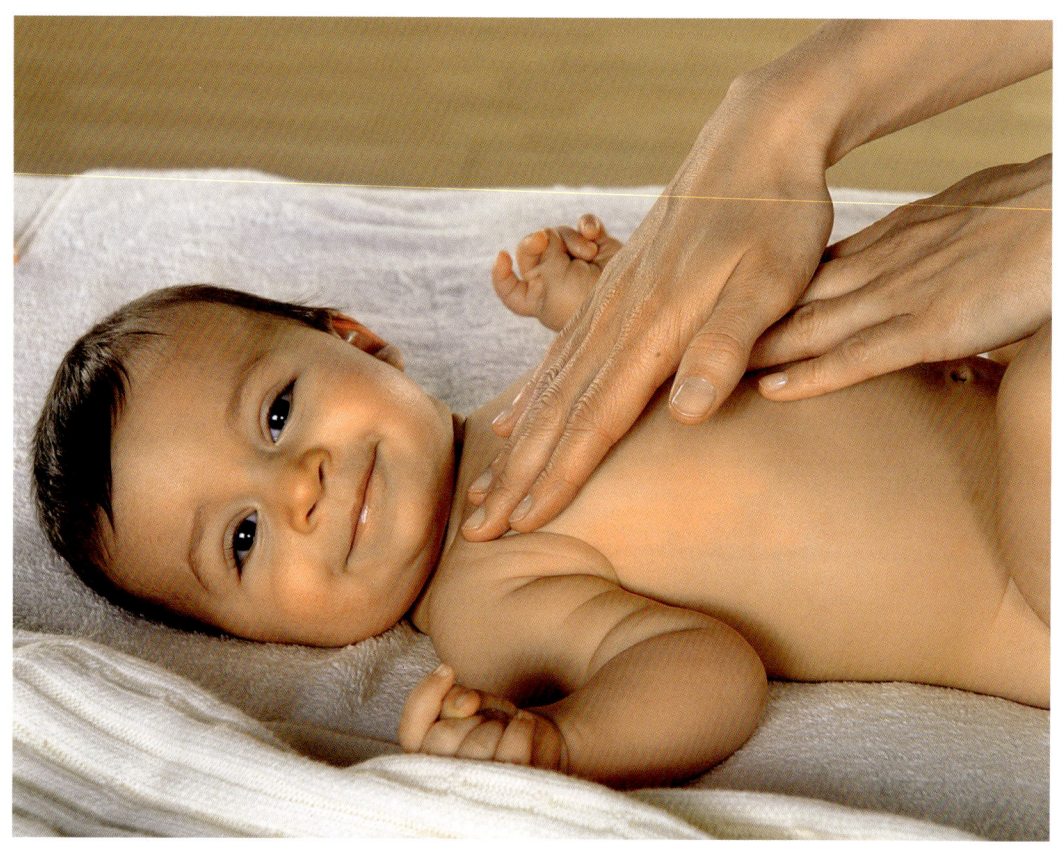

Auch kleine Streicheleinheiten wirken oft Wunder.

Mehr Vertrauen durch Hautkontakt

Der wichtigste Mensch im Leben eines Neugeborenen ist seine Mutter: Sie schenkt ihm nicht nur Nahrung und Fürsorge, sondern auch die Zuwendung, die dem Baby Sicherheit und Vertrauen beim Start in eine aufregende Entwicklung gibt. Im ersten Lebensjahr wächst der Säugling in einer rasanten Geschwindigkeit. Er entdeckt enorm viel Neues und lernt so viel, wie sonst nie wieder in so kurzer Zeit. Diese Entwicklung fällt ihm umso leichter, je beschützter und geborgener er sich dabei von Anfang an fühlen kann. Die Bindung an seine Mutter ist die Grundlage dafür, dass das Baby das Urvertrauen entwickeln kann, das es ihm ermöglicht, seine Welt und seine Fähigkeiten neugierig und offen zu entdecken.

Zueinander finden

Auch wenn das Baby noch so klein und hilflos ist, entwickelt sich doch vom Moment seiner Geburt an eine wortlose Kommunikation zwischen ihm und seiner Mutter. Viel Zärtlichkeit und ausgiebige Streicheleinheiten stärken vom ersten Moment an die Verbindung zueinander. Nicht umsonst werden inzwischen die meisten Neugeborenen ihren Müttern nach der Geburt so bald wie möglich auf den Bauch gelegt, wo sie den vertrauten Herzschlag wahrnehmen, Wärme finden und sich den Duft der Haut des für sie wichtigsten Menschen auf Erden einprägen können. Dies lässt sie die Anstrengung der Geburt schnell überwinden.

Die Babymassage ist eine sanfte, aber intensive Fortsetzung dieses wichtigen Körperkontakts. Natürlich berührt jede Mutter ihr Baby jeden Tag unzählige Male, wenn sie es liebkost, pflegt oder einfach mit ihm spielt. Bei der Babymassage finden Berührungen jedoch sehr bewusst statt und der ganze Körper des Babys wird in die Massage einbezogen. Daher eignet sich die regelmäßige Massage besonders gut dafür, den »inneren Draht« zwischen Mutter und Kind zu vertiefen. Auch Geburtstraumen können durch die Massage aufgelöst werden, die dazu beiträgt, dass das Baby entspannt und geborgen ins Leben finden kann.

Eine Chance auch für Väter

Die Babymassage ist keinesfalls etwas, das nur Müttern vorbehalten wäre: Sie ist auch ideal für alle Väter, die eine engere Bindung zu ihrem Kind aufbauen wollen! Die Bindung zur Mutter bekommt das Baby schließlich schon allein durch das Stillen. Für Väter dagegen ist es oft ein längerer (und nicht immer einfacher) Prozess, einen engen Kontakt zu ihrem Baby herzustellen und Momente herzlicher Zweisamkeit mit ihm zu erleben — vor allem, so lange es noch so klein ist, dass man nur schwer mit ihm spielen, geschweige denn mit ihm sprechen kann.

Bei der Babymassage kann der Vater von Anfang an innigen Kontakt zu seinem Kind aufnehmen. Er lernt, dessen Stimmungen und Reaktionen wahrzunehmen und zu deuten und dass dieses winzige Wesen nicht so zerbrechlich ist, wie es vielleicht auf den ersten Blick aussehen mag. Das Baby wiederum lernt durch die Massage auch seinen Vater als vertrauenswürdige Bezugsperson kennen, die genauso um sein Wohlergehen besorgt ist wie seine Mutter.

Geborgenheit, Wärme und Zärtlichkeit schenken

Geborgenheit, Wärme und Zärtlichkeit sollten für jedes Baby am Beginn seines Lebenswegs stehen. Leider können nicht alle die Zuwendung erfahren, die für ihre gesunde Entwicklung so wichtig wäre. Manche Eltern sind von den Bedürfnissen ihres kleinen Kindes schlichtweg überfordert. Andere sind sich gar nicht bewusst, wie wichtig ihre Liebe und Zuwendung besonders in den ersten Monaten für dieses neue Leben ist.

Ein schwieriges Erbe

In Europa wie im Rest der westlichen Welt verbreitete sich vor allem im 18. Jahrhundert die Ansicht, dass Kinder durch zu viel Liebe und Aufmerksamkeit allzu sehr verwöhnt und verzogen würden. So versuchte man, sie von Anfang an durch Disziplin und Strenge zu »kleinen Erwachsenen« zu erziehen, die ihre kindlichen Bedürfnisse unterdrücken sollten. Liebevolle Berührungen, Geborgenheit und Wärme hatten in diesem autoritären Erziehungsstil nur wenig Platz. Viele Babys mussten sich damit begnügen, satt, sauber und trocken zu sein, und jungen Müttern wurde von Anfang an von »zu großer« Zärtlichkeit im Umgang mit ihrem Nachwuchs abgeraten.
Es ist kaum vorstellbar, wie viel Kälte und Leiden die fehlende Zuwendung bei diesen Kindern ausgelöst haben mag. Ein Baby, dem schließlich noch jegliche Erfahrung mit der Welt fehlt, kann nur durch verlässliche Aufmerksamkeit und den liebevollen (Körper-)Kontakt mit seiner Mutter erfahren, dass es willkommen und von fürsorglichen Menschen umgeben ist.

Zweifelhafte Ratschläge

Manchmal klingen die Irrtümer jener Zeit auch noch in heutigen Erziehungsratschlägen nach, wenn beispielsweise dazu geraten wird, das Baby unbeachtet weinen und schreien zu lassen. Dabei wird vergessen, dass Babys in den ersten Monaten gar keine andere Möglichkeit haben, auf ihre Bedürfnisse aufmerksam zu machen als durch möglichst kräftiges Geschrei. Da Zuwendung und Pflege für das Baby überlebenswichtig sind, hat es keine Wahl: Es muss sie lautstark einfordern, sobald es von Hunger oder Einsamkeit geplagt wird.

Neben dem Bedürfnis nach Nahrung ist das Bedürfnis nach Wärme und Geborgenheit das Wichtigste im Leben eines Säuglings. Babys, die nicht gestreichelt, in den Arm genommen und liebkost werden, entwickeln sich meist deutlich schlechter als solche, die viel Körperkontakt und emotionale Fürsorge erfahren. Die Babymassage kann der erste Schritt sein, um die Mutterliebe auch körperlich auszudrücken und eine liebevolle Bindung zwischen Mutter und Kind aufzubauen. Aber auch dort, wo diese

Zuwendung schon selbstverständlich ist, wird die regelmäßige Massage noch mehr Geborgenheit und Vertrauen entstehen lassen und zu einem starken Band werden, das Mutter und Baby in Zärtlichkeit miteinander verbindet.

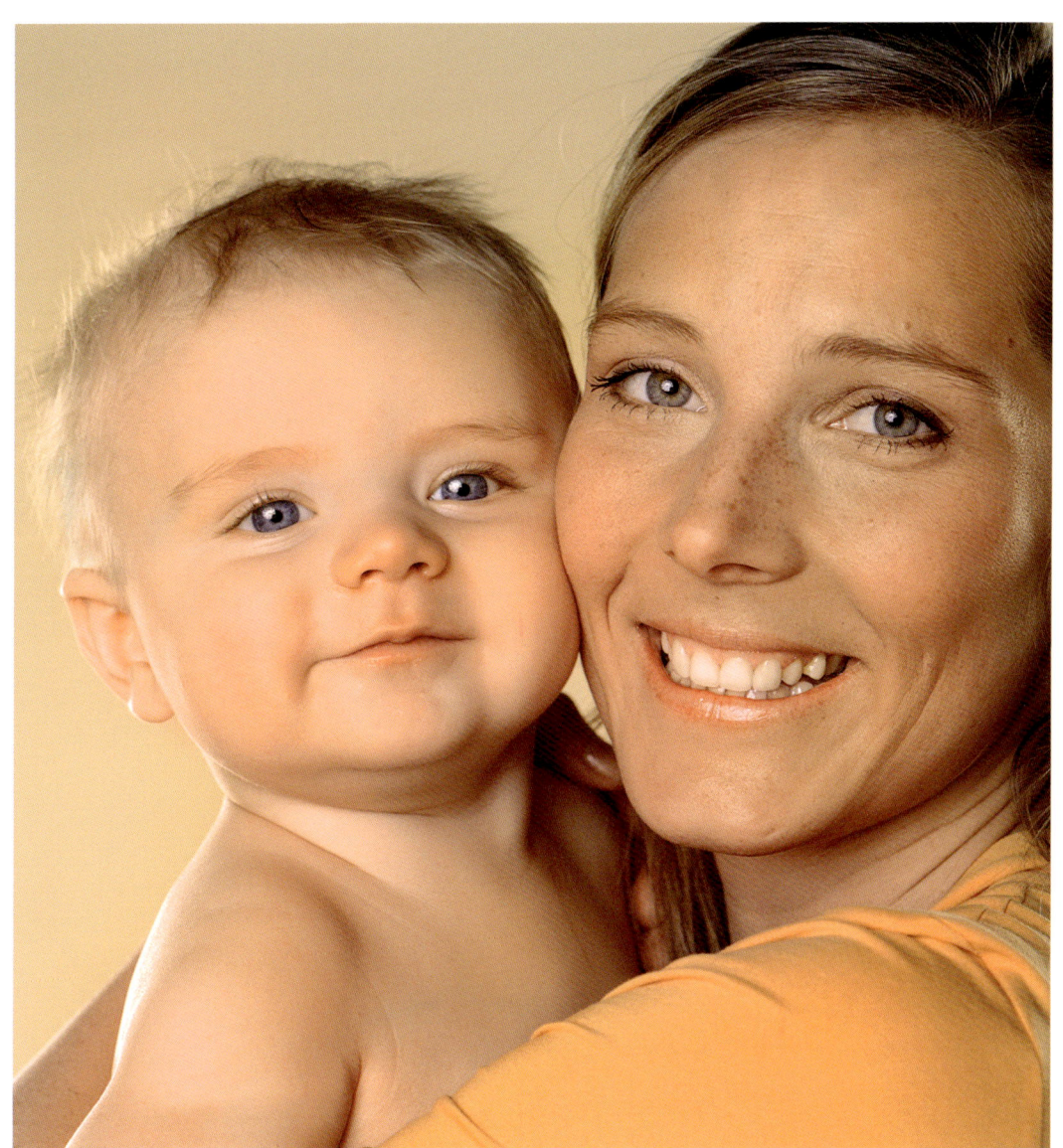

Viel Nähe stärkt die Verbindung zwischen Mutter und Kind.

Die Wirkungen
der Babymassage

Die wohl wichtigsten Wirkungen der Babymassage sind, dass sie die Zuwendung der Mutter für ihren Säugling intensiviert und entwickelt sowie die Bindung zwischen Mutter und Kind verstärkt. Die sanften Berührungen sind Balsam für Babys Seele: Sie schenken ihm das Gefühl, geborgen zu sein und umsorgt zu werden. Die Massagen helfen dabei, Ängste abzubauen und machen den kleinen Menschen im Lauf der Zeit immer ausgeglichener, aufgeschlossener und umgänglicher.

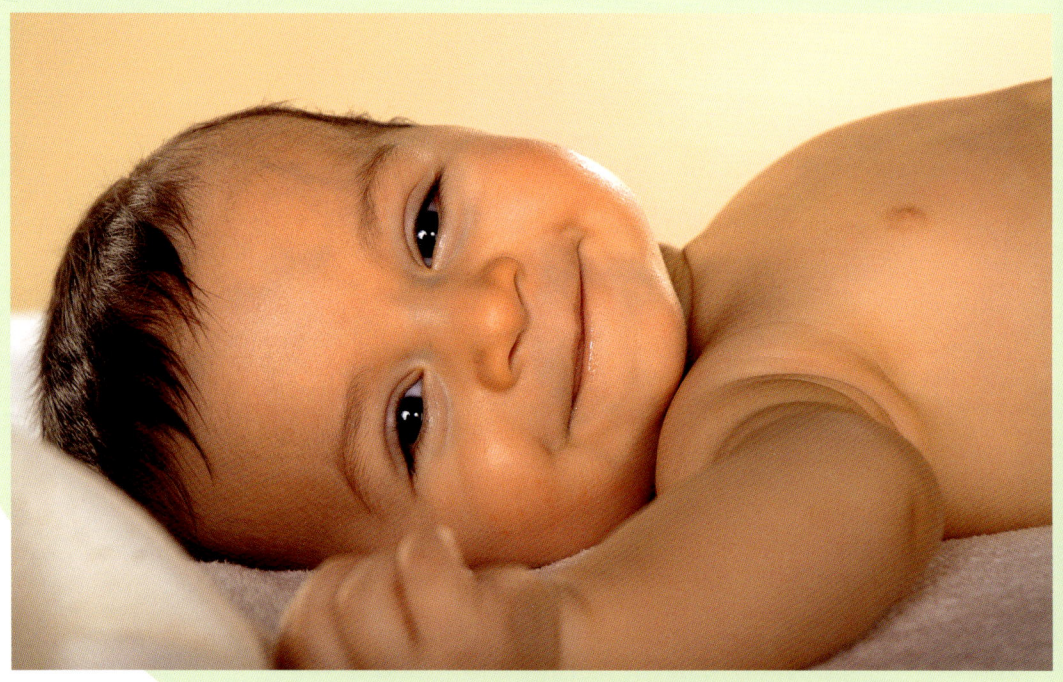

Regelmäßige, kleine Massageeinheiten wirken sich wohltuend auf Körper und Seele aus.

Entspannen, stärken, fördern ...

Die Babymassage wirkt sich nicht nur positiv auf das emotionale Wohlbefinden aus, sie hat auch ganz konkrete körperliche Effekte:

- Die Massage hilft dem Baby, einen geregelten Schlafrhythmus zu entwickeln.
- Die ausgedehnten Berührungen fördern die Wahrnehmungsfähigkeit des Babys, insbesondere über den Tastsinn. Körperwahrnehmung, Koordinationsfähigkeit und motorische Entwicklung werden gefördert.
- Die Massage verbessert die Durchblutung der Haut und der Muskulatur. Die Muskeln werden gestärkt und Verspannungen im Körper lösen sich.
- Massagen des Bauches haben einen positiven Einfluss auf die Verdauung.

Sie helfen Blähungen und Bauchschmerzen zu lindern, unter denen Babys vor allem in den ersten Lebensmonaten oft leiden (»Dreimonatskoliken«).

- Die Babymassage regt die Atmung an und führt so zu einer besseren Sauerstoffversorgung des Körpers. Eine regelmäßige Massage kann dazu beitragen, dass das Baby weniger anfällig für Erkrankungen der Atemwege ist.
- Auch das Immunsystem profitiert von regelmäßigen Massagen, die belastende Stresshormone im Körper auf einem niedrigen Niveau halten.
- Dass regelmäßige Massagen dazu beitragen, dass Babys weniger weinen und schreien, insgesamt ruhiger werden und besser schlafen, wurde in verschiedenen wissenschaftlichen Studien festgestellt. Diese bestätigen auch den dämpfenden Einfluss auf die Produktion von Stresshormomen wie Cortisol.

Streicheleinheiten für Säuglinge

In US-amerikanischen Studien wurde nachgewiesen, dass Frühgeborene, die täglich massiert wurden, schneller an Gewicht zunahmen und munterer und aktiver waren als Babys, die keine Massage erhielten. Auch in neurologischer Hinsicht entwickelten sie sich schneller und sie konnten einige Tage früher das Krankenhaus verlassen. Auch in Deutschland setzen immer mehr Frühgeborenenstationen die Erkenntnis um, dass Hautkontakt, Berührungen und Zärtlichkeit gerade für zu früh geborene Babys enorm wichtig sind. Der regelmäßige Körperkontakt mit der Mutter wird hier ebenso gefördert wie gezielte Massagen und Streicheleinheiten.

Die Haut als Tor zur sinnlichen Welt

Massagen fördern die körperliche Entwicklung Ihres Babys, beugen Alltagsbeschwerden vor und wirken entspannend. Gleichzeitig unterstützen sie jedoch auch die geistige Entwicklung, da die Massage nicht zuletzt auch im Gehirn ankommt. Die von den Berührungen ausgelösten neuronalen Reize verstärken die Körperwahrnehmung Ihres Babys.

Neugeborene müssen in den ersten Lebensmonaten erst lernen, dass diese Händchen und Füßchen, die immer wieder in ihrem Blickfeld auftauchen, zu ihrem eigenen Körper gehören. Eine gute Körperwahrnehmung ist die Voraussetzung dafür, später

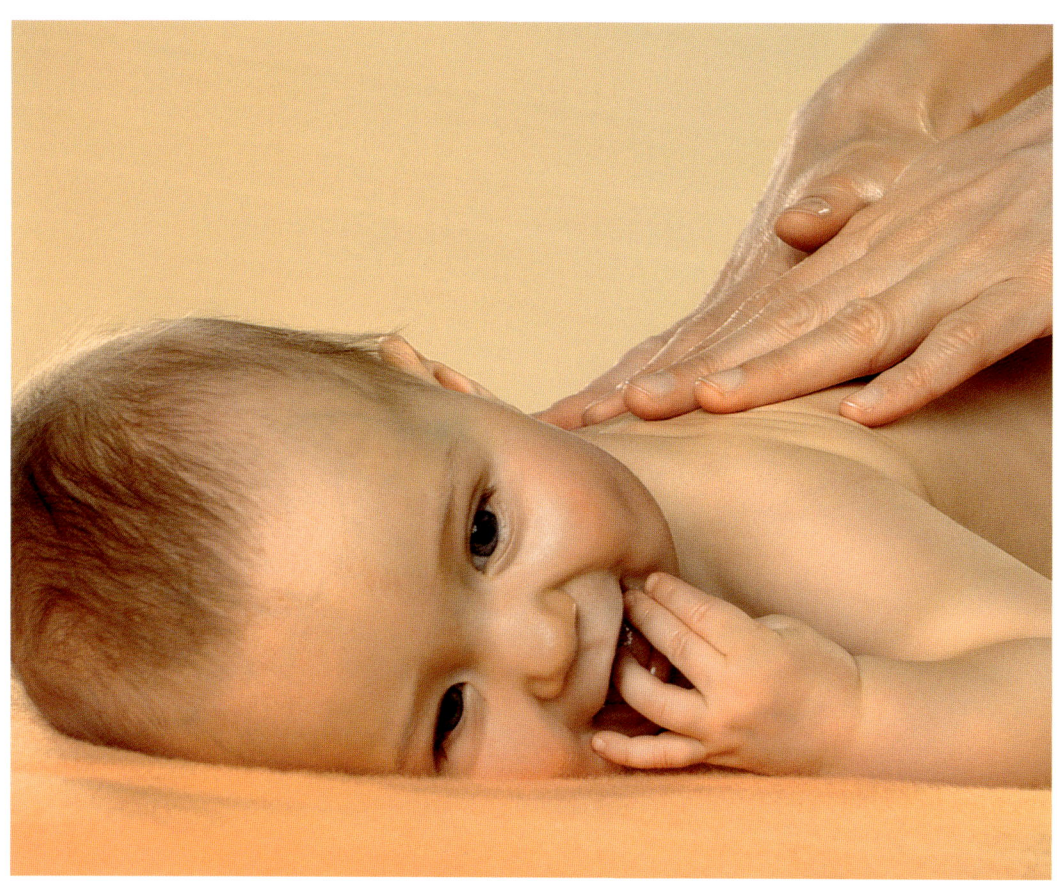

Zarte Babymassagen sind Balsam für Mutter und Kind.

gezielte Bewegungen ausführen zu können. Die Massage hilft dem Baby dabei, seinen Körper besser zu spüren. Sie trainiert die Empfindsamkeit der Haut und sorgt durch die Berührungsreize dafür, dass neue Nervenbahnen und -verbindungen im Gehirn angelegt werden.

Die Ausreifung der Sinne und der Motorik ist der erste Schritt hin zur Entfaltung aller körperlichen wie geistigen Fähigkeiten Ihres Babys – und die Babymassage ist eine natürliche Methode, um diesen Prozess sanft zu unterstützen.

Eine Wohltat auch für die Mutter

Die Babymassage tut jedoch nicht nur dem Baby gut, sie ist auch eine Wohltat für seine Mutter. Denn die Bindung der Mutter an ihr Kind entsteht nicht schlagartig. Bei aller Mutterliebe erleben nicht wenige Frauen nach der Geburt, dass ihr Baby, das ihnen durch die Schwangerschaft eigentlich so nah und vertraut ist, gleichzeitig doch unbekannt und neu erscheint. Auch Erschöpfung, Schmerzen oder die Sorge um die Gesundheit des Kindes können dazu führen, dass die Mutter sich nicht sofort rundum positiv auf ihr Baby einstellen kann.

Die Bindung zwischen Mutter und Kind wächst meist schnell, zum einen durch das Stillen, zum anderen dadurch, dass sie sich von Tag zu Tag besser kennenlernen und zunehmend einen gemeinsamen Rhythmus finden. Die Babymassage verstärkt diesen Prozess jedoch noch deutlich. So wurde festgestellt, dass Mütter, die unter postpartaler Depression (»Wochenbettdepression«) litten, sich durch das Massieren ihres Babys schneller davon erholten und eine deutlich bessere Interaktion mit ihren Kindern entwickelten.

Selbstvertrauen und Harmonie

Die regelmäßige Babymassage stärkt das Selbstvertrauen der Mutter im Umgang mit ihrem Baby. Sie hilft, sich in der Berührung und Beobachtung zu üben und schnell die Vorlieben und Abneigungen des Babys kennenzulernen. Mütter, die ihr Kind häufig massieren, gehen wie von selbst empfindsamer auf seine Bedürfnisse ein, da sie seine Signale sicher deuten.

Gerade beim ersten Kind und besonders bei jungen Müttern hilft die Massage, sich der neuen Situation besser gewachsen zu fühlen. Es beruhigt jede Mutter, zu wissen, dass sie ihrem Kind auf so einfache Weise etwas Gutes tun kann. Indem sie die Körpersprache des Babys besser kennenlernt, kann sie auch sinnvoller reagieren, wenn es einmal weint und schreit – und so wird das Zusammenleben mit der Zeit immer harmonischer.

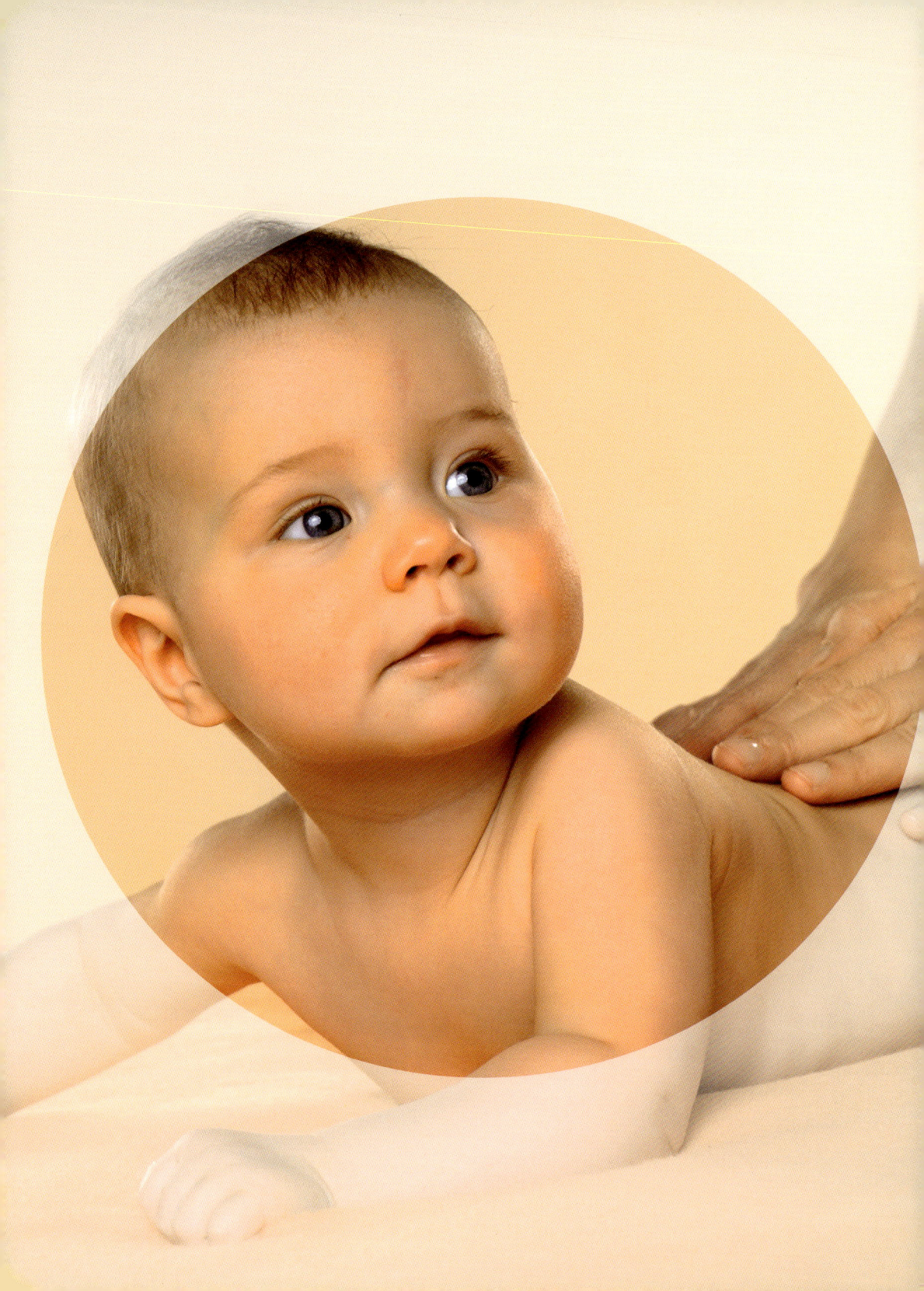

Die Babymassage –
step by step

All you need is love

Für eine Babymassage brauchen Sie nur sehr wenig Zubehör: Die wichtigsten »Zutaten« sind Liebe, Zärtlichkeit und etwas Einfühlungsvermögen. Sie können die Massage somit ohne große Vorbereitungen jederzeit durchführen – sogar, wenn Sie mit Ihrem Baby unterwegs sind. Solange Sie einen ruhigen Raum finden, in dem Sie sich ungestört auf Ihr Baby konzentrieren können, ist die

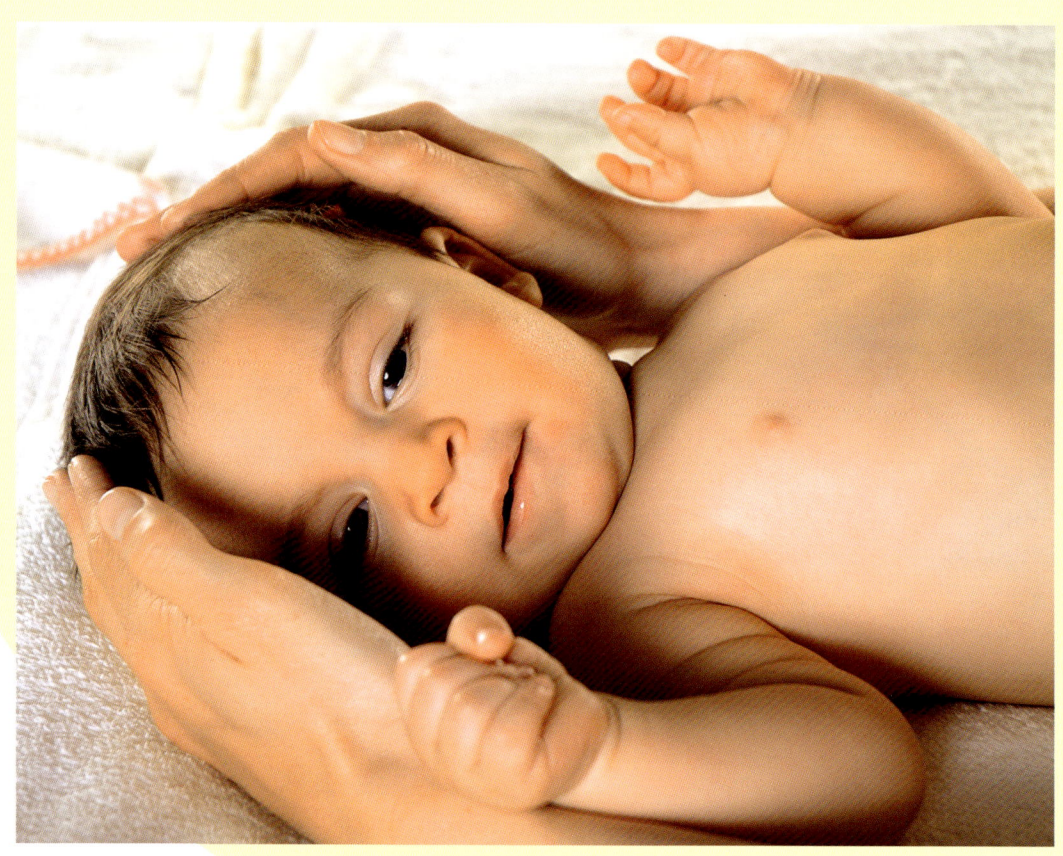

Liebe und Zärtlichkeit sind die wichtigsten »Zutaten« für die intuitive Babymassage.

Massage auch im Hotel, bei Freunden oder Verwandten möglich. Babys genießen die Massage sogar, wenn sie mit ihrer Mama im Park oder auch im Schwimmbad sind.

Die babygerechte Atmosphäre

In Indien wird die Babymassage bei Kleinkindern an so ziemlich jedem Ort durchgeführt, an dem die Mutter sich für eine Weile setzen und sich um ihr Kind kümmern kann – das kann am Straßenrand ebenso sein wie am Rand eines Marktes. Auch wenn eine turbulente Umgebung nicht optimal ist: Das Wichtigste ist doch die Nähe und Zuwendung der Mutter, ohne die Babys sich nicht wohl fühlen können.

Ruhe und Zweisamkeit

Da Privatsphäre und Ungestörtheit im Westen höher geschätzt werden als in Indien, sollten Sie sich ruhig den Luxus gönnen, die Babymassage zu einer Insel der Zweisamkeit für Sie und Ihr Baby zu machen. Vor allem anfangs sollten Sie sich viel Zeit und Ruhe nehmen, um sich ganz auf Ihr Kind und seine Reaktionen konzentrieren zu können. Für Babys ist es besonders in den ersten Lebenswochen eine große Herausforderung, nach der Abgeschiedenheit und Geborgenheit im Mutterleib plötzlich mit Lärm oder Hektik konfrontiert zu werden. Grundsätzlich gilt, dass der Säugling umso mehr Ruhe und Schutz vor den vielen Reizen der Außenwelt braucht, je kleiner er ist. Auch in Indien verbringt die Mutter daher traditionell die ersten Wochen nach der Geburt zurückgezogen in einem ruhigen, abgedunkelten Zimmer, zu dem nur wenige Personen Zutritt haben. Ziehen Sie sich daher möglichst oft mit Ihrem Neugeborenen zurück, um sich aneinander zu gewöhnen und in Ruhe zu einem gemeinsamen Rhythmus zu finden.

Pause vom Alltag machen

In unserem modernen Leben fehlt es meist an ausgedehnten Rückzugsmöglichkeiten. Umso wichtiger ist es, dass Sie die tägliche Babymassage in eine Ruhe-Insel verwandeln – eine Zeit, die nur für Sie und Ihr Kind reserviert bleibt. Neben dem Stillen und der täglichen Pflege bietet die Babymassage eine wunderbare Möglichkeit, sich ganz bewusst auf Ihr Kind einzulassen, ihm etwas Gutes zu tun und Geborgenheit zu vermitteln. Sie können sich seinem Wohlergehen widmen und Ihrer Zärtlichkeit mit jeder Berührung Ihrer Hände Ausdruck verleihen. Viele Mütter erleben die Massagen schon bald nicht mehr als zusätzliche Aufgabe, sondern als wohltuende Pause, die ihnen und ihrem Baby Ruhe und Entspannung schenkt und sie dadurch gelassener auf alle Herausforderungen des Familienlebens reagieren lässt.

Tipps für die Vorbereitung

- Für die Babymassage brauchen Sie vor allem ein dickes, flauschiges Handtuch zum Unterlegen und ein gutes Massageöl.

- In Babymassagekursen wird oft gelehrt, dass die Mutter das Baby für die Massage auf ihre ausgestreckten Beine legen sollte, während sie selbst frei auf dem Boden sitzt. Diese Haltung stammt aus der indischen Babymassage. Das Baby liegt dabei zwar warm und stabil, doch es wird vergessen, dass indische Frauen daran gewöhnt sind, frei auf dem Boden zu sitzen. Wer wie wir mit Stühlen und Sofas aufgewachsen ist, kann selten längere Zeit aufrecht auf dem Boden sitzen und dabei entspannt bleiben. Doch genau das ist wichtig: Um gut massieren zu können, müssen Sie selbst locker sein! Führen Sie die Massagen daher nur in einer für Sie bequemen Position durch.

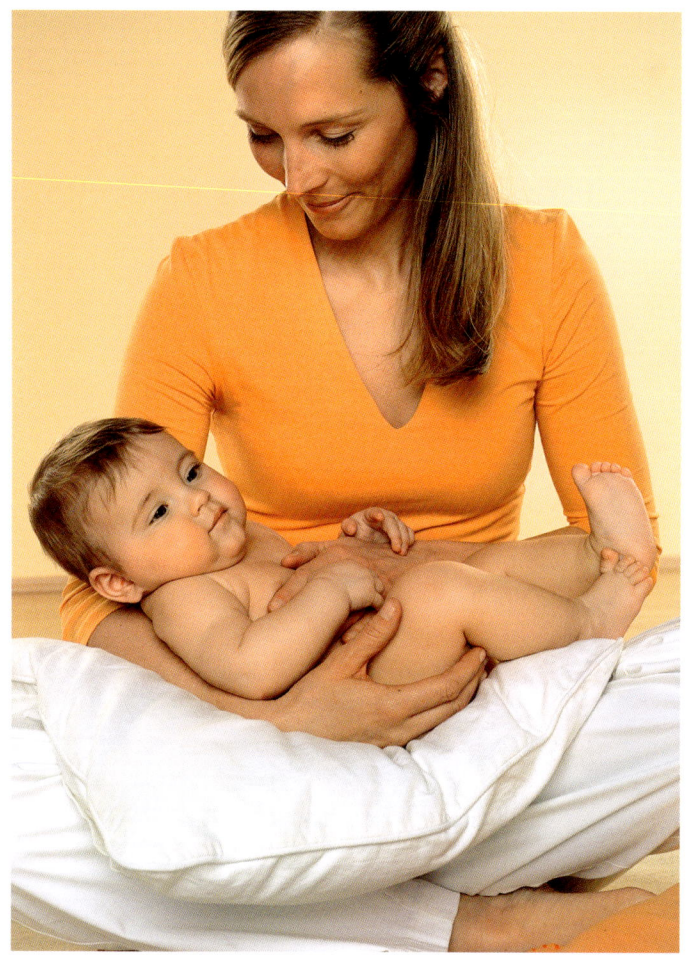

Ob auf dem Boden sitzend oder auf der Wickelkommode – Hauptsache die Stellung ist bequem für Sie.

- Falls Sie das Baby auf Ihren ausgestreckten Beinen massieren wollen, kann es helfen, sich an der Wand an ein dickes Kissen anzulehnen. Sie können sich aber auch im Schneidersitz niederlassen und das Baby auf einem festen Kissen in Ihrem Schoß behandeln.

- Bei Rückenproblemen sollten Sie sich nicht scheuen, die Massage auf der Wickelkommode oder etwas Ähnlichem durchzuführen. Achten Sie darauf, dass das Baby sicher liegt, und lassen Sie es wie beim Wickeln auf keinen Fall auch nur kurz allein – am besten sollte immer eine Hand an seinem Körper bleiben. Das Massageöl und alles, was Sie sonst noch brauchen, muss schon vorher griffbereit stehen.

Wichtig: Wärme und gedämpftes Licht!

- Da das Baby bei der Massage nackt ist und schnell auskühlt, muss die Massage an einem warmen Ort stattfinden (28 bis 35 °C). Falls Sie nicht den ganzen Raum so stark heizen wollen, hilft ein Wärmestrahler oder Heizlüfter. Die Körperbereiche, die Sie gerade nicht massieren, können Sie außerdem in eine kuschelige Decke hüllen. Ziehen Sie sich selbst nur leicht an, um die Temperatur besser einschätzen zu können. An heißen Sommertagen können Sie auch im Freien an einem vor Wind und direkter Sonneneinstrahlung geschützten Ort massieren.

- Sorgen Sie bei der Massage für sanftes, gedämpftes Licht, das die Entspannung fördert. Schalten Sie Deckenlampen aus, damit das Baby nicht direkt hineinblickt und geblendet wird – Babys wenden sich oft automatisch der Lichtquelle zu.

Eine Insel des Wohlgefühls

Das Schöne an der Babymassage ist, dass Sie sie ohne großen Aufwand durchführen können. Um die Massage noch mehr zu einer Pause vom Alltag zu machen, in der Sie und Ihr Baby sich rundum wohlfühlen dürfen, können Sie jedoch zusätzlich mit sanfter Musik und zarten Düften eine besondere Atmosphäre schaffen, die Ihr Wohlbefinden noch verstärkt. Am besten eignen sich dafür ruhige Musikstücke in geringer Lautstärke. Für die Duftlampe sind die ätherischen Öle ideal, die auch für Babys Massageöl verwendet werden können, wie Rose, Lavendel oder Römische Kamille (Seite 31) – mit ihrer Hilfe können Sie die Wirkung der Massage noch unterstützen.

Tipp

Massieren Sie auf einer wasserfesten Unterlage, wie etwa Molton, und legen Sie zusätzliche Handtücher zum Wechseln bereit — durch die Entspannung bei der Massage kann es vorkommen, dass sich das Baby unerwartet entleert!

Trau dich!
Die intuitive Babymassage

Sie sollten sich bei der Babymassage nicht allzu viele Gedanken über die richtige Technik machen, denn die gelingt von selbst, wenn Sie entspannt und unbesorgt sind. Beschäftigen Sie sich in Ruhe mit den hier vorgestellten Massagegriffen, bis Sie sie problemlos durchführen können – und dann vergessen Sie die technischen Anleitungen schnell wieder. Wichtiger als die Massagetechnik ist, dass Sie intuitiv und einfühlsam vorgehen. Die folgenden Tipps werden Ihnen dabei helfen.

Mit dem Atem massieren

In Ihrem Bauch wird das Baby vom Rhythmus Ihres Herzschlags und Ihres Atems getragen. Führen Sie die Massage daher im Einklang mit Ihren eigenen Atemzügen durch. Ein langsamer, gleichmäßiger Rhythmus ist dabei besonders angenehm.

Achtsam bleiben

Achten Sie während der Massage nicht nur auf Ihr Baby, sondern auch auf sich selbst. Ihr Bauchgefühl gibt Ihnen wertvolle Hinweise darauf, wie sich die Massage entwickelt und wie es Ihrem Baby geht – dafür müssen Sie es jedoch zuerst einmal wahrnehmen. Bewusste Achtsamkeit wird Ihnen dabei helfen. Achten Sie auch darauf, ob Sie bequem sitzen und sich nicht ver-

krampfen müssen, um Ihr Baby zu massieren, da Anspannung »ansteckend« ist. Wenn Sie anfangen, sich aus irgendeinem Grund unwohl zu fühlen, beenden Sie die Massage lieber und machen ein anderes Mal weiter.

Reaktionen beobachten

Die wichtigsten Signale während der Massage erhalten Sie direkt von Ihrem Baby. Es kann durch sein Verhalten, seinen Gesichtsausdruck und seine Lautäußerungen sehr viel darüber mitteilen, wie ihm die Massage gefällt. Dies bedeutet jedoch nicht, dass Sie sie bei jeder Unmutsäußerung Ihres Babys sofort abbrechen müssten – manchmal gefällt den Kleinen nur eine bestimmte Berührung nicht oder es werden Erinnerungen an ein Geburtstrauma oder andere unangenehme Erlebnisse wach. Wenn Sie den Eindruck haben, dass dem Baby ein bestimmter Massagegriff unangenehm ist, gehen Sie in diesem Bereich besonders einfühlsam vor. Tasten Sie sich von Massage zu Massage von leichten Streicheleinheiten zu den klassischen Massagegriffen vor. So helfen Sie Ihrem Kind dabei, unangenehme Erlebnisse zu heilen und entspannter mit den Berührungen umzugehen.

Die Langsamkeit entdecken

Die Babymassage sollte immer langsam und in aller Ruhe ausgeübt werden. Schnelle, hastige Berührungen kann Ihr

Baby kaum richtig wahrnehmen. Je langsamer Sie Ihre Hände bewegen, desto intensiver werden diese registriert. Daher ist eine langsame Massage mit wenigen Griffen auch effektiver als eine, die in aller Eile eine Vielzahl von Techniken abzudecken versucht. Wenn Sie alle Bewegungen langsam und im Atemrhythmus durchführen, werden Sie feststellen, dass dies auch die entspannende Wirkung der Massage auf Sie selbst steigert.

Ruhe ausstrahlen

Babys haben ein unglaublich feines Gespür für die Stimmungen ihrer Mutter bzw. ihres Vaters. Sind diese entspannt, nehmen sie die Welt als einen friedlichen Ort wahr. Je gestresster und nervöser die Eltern jedoch sind, desto schneller reagiert auch das Baby mit Unruhe und Anspannung. Zeigen Sie Ihrem Baby durch Ihre ruhige Ausstrahlung, dass die Massage eine angenehme Zeit zum Entspannen für Sie beide ist.

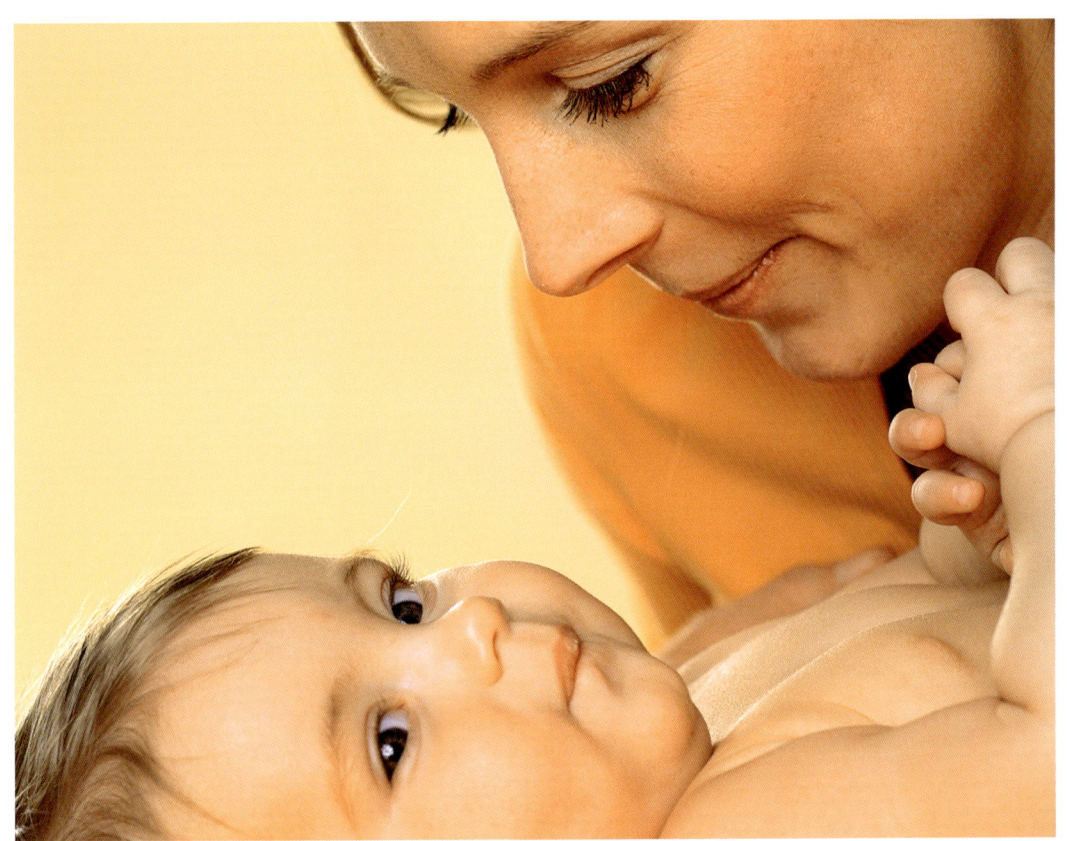

Massieren bedeutet Wohlfühlen und Entspannung.

Sanfte Ölmischungen für zarte Babyhaut

Das Massageöl sorgt dafür, dass Ihre Hände beim Massieren gut über die Haut gleiten. So können Sie sanften Druck ausüben, ohne dass die Haut gereizt wird und es sich unangenehm für Ihr Baby anfühlt.

Babyhaut ist die zarteste Haut der Welt – sie ist rund fünfmal dünner als die Haut eines Erwachsenen und viel sensibler. Die Auswahl der richtigen Öle ist daher bei der Babymassage besonders wichtig. Massage-öle bestehen in der Regel aus einem Basis-

Hochwertige Öle pflegen die Haut und die Seele.

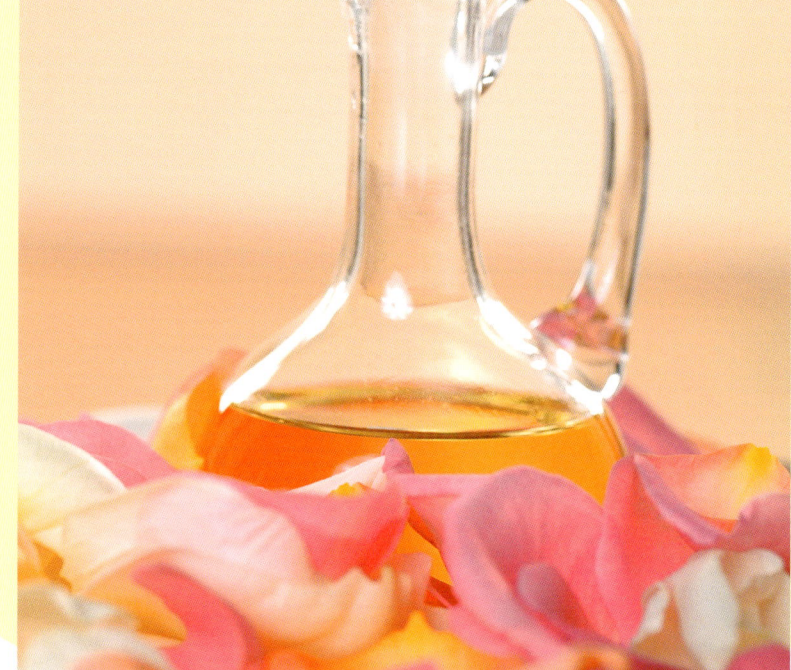

öl, das besonders hautverträglich sein sollte, und ätherischen Ölen, die dem Massageöl seinen Duft und seine spezielle Wirkung verleihen.

Öl ist nicht gleich Öl

Als Basisöl für die Babymassage sollten Sie grundsätzlich nur naturbelassene, kalt gepresste Pflanzenöle verwenden, am besten aus biologischem Anbau. Öle (auch Babyöl) auf Mineralölbasis eignen sich dafür nicht, da sie die Poren verstopfen oder die Haut zu sehr austrocknen können.

Auch bei den ätherischen Ölen ist die richtige Auswahl wichtig – sie dürfen nicht mit bloßen Duftölen verwechselt werden, die synthetisch hergestellt werden und für die Anwendung auf der Haut ungeeignet sind! Echte ätherische Öle haben durch die oft sehr aufwendige Herstellungsweise ihren Preis, aber es lohnt sich auf jeden Fall, etwas mehr Geld für gute Qualität auszugeben.

Ganz gleich, ob Sie eine fertige Ölmischung für die Massage kaufen oder sie selbst mischen wollen: Gönnen Sie sich und Ihrem Baby hochwertige Zutaten, die die zarte Babyhaut wirklich pflegen (und Ihre Hände übrigens auch). Hochwertige Öle erhalten Sie in Bioläden, Apotheken oder Reform-häusern, wo Sie sich auch zur Auswahl des richtigen Öls beraten lassen können.

Die Frage der Dosierung

Naturbelassene Pflanzenöle versorgen die Haut mit ungesättigten Fettsäuren, Vitaminen, Mineralstoffen und Spurenelementen. Sie ziehen tief in die Haut ein und unterstützen die Hautfunktionen. In der Mischung mit ätherischen Ölen können sie spezifische Heilwirkungen entfalten und den Körper über Stunden hinweg in zarten Duft hüllen.

Trotzdem empfiehlt es sich in den ersten Lebenswochen, vor allem mit den ätherischen Ölen äußerst sparsam umzugehen. Die Hautfunktionen des Säuglings brauchen nach der Geburt noch einige Zeit, um sich voll zu entfalten, und die Wirkung vieler ätherischer Öle ist noch zu stark für den zarten Organismus des Neugeborenen. Spezielle Babyöle nehmen Rücksicht auf die besonderen Anforderungen von Babyhaut und auch die hier vorgestellten Öle und Ölmischungen sind normalerweise gut verträglich. Bei besonders empfindlicher Haut und sehr jungen Babys ist es jedoch besser, ganz auf ätherische Öle zu verzichten und mit reinem, hochwertigen Basisöl zu massieren. Verwenden Sie dabei grundsätzlich immer nur so viel Öl, wie nötig ist, damit Ihre Hände gut über die Haut gleiten können und achten Sie darauf, wie Babys Haut auf das Öl reagiert.

Mandel, Avocado & Co. — die besten Basisöle

Die folgenden Pflanzenöle sind für die Babymassage besonders gut geeignet:

● **Süßes Mandelöl** zieht besonders gut ein und hat einen zarten, charakteristischen Duft. Außerdem wirkt es leicht beruhigend. Es ist sehr hautverträglich und fettet gut nach, wird aber leider schnell ranzig, daher sollten Sie es nur in kleinen Mengen kaufen.

● **Avocadoöl** schützt die Haut vor dem Austrocknen und lässt sich besonders gut verteilen. Es macht die Haut schön geschmeidig und enthält viele pflegende Inhaltsstoffe. Dunkel und kühl gelagert ist es in der Regel einige Monate haltbar.

● **Aprikosenkernöl** ähnelt dem Mandelöl: Durch den hohen Anteil ungesättigter Fettsäuren ist es ebenfalls nicht lange haltbar – aber dafür hervorragend für die Hautpflege geeignet. Es hat einen sehr zarten, fruchtigen Duft und enthält viele wertvolle Vitamine.

● **Jojobaöl** ist streng genommen nicht wirklich ein Öl, sondern ein Wachs, das schon bei niedrigen Temperaturen flüssig wird. Es hat praktisch keinen Eigengeruch und ist sehr lange haltbar, daher eignet es sich gut als Grundlage für duftende Ölmischungen. Jojobaöl schützt die Haut vor Austrocknung, ohne einen öligen Film darauf zu hinterlassen.

● **Weizenkeimöl** wird oft in Pflegeölen verwendet, da es sehr viel Vitamin E enthält und die Haut pflegt und schützt. In hoher Konzentration kann es Haut und Kleidung leicht rotbraun färben. Wegen des kräftigen Geruches eignet es sich zum Mischen mit anderen Basisölen.

Lavendel, Rose, Fenchel — der Einsatz ätherischer Öle

Ätherische Öle dürfen nie unverdünnt auf die Haut aufgetragen werden, da sie Reizungen und allergische Reaktionen auslösen können. Bei richtiger Verwendung sind sie jedoch ein wunderbarer Zusatz für jedes Massageöl – nicht nur für Ihr Baby, sondern auch für Sie selbst.

Ätherische Öle sind die Essenz aus Blüten, Blättern oder Früchten bestimmter Pflanzen, die meist durch Wasserdampfdestillation gewonnen werden. Für wenige Tropfen ätherisches Öl sind oft mehrere Kilogramm der Ursprungspflanze nötig, weshalb hochwertige Öle oft teuer sind. Da aber nur kleinste Mengen verwendet wer-

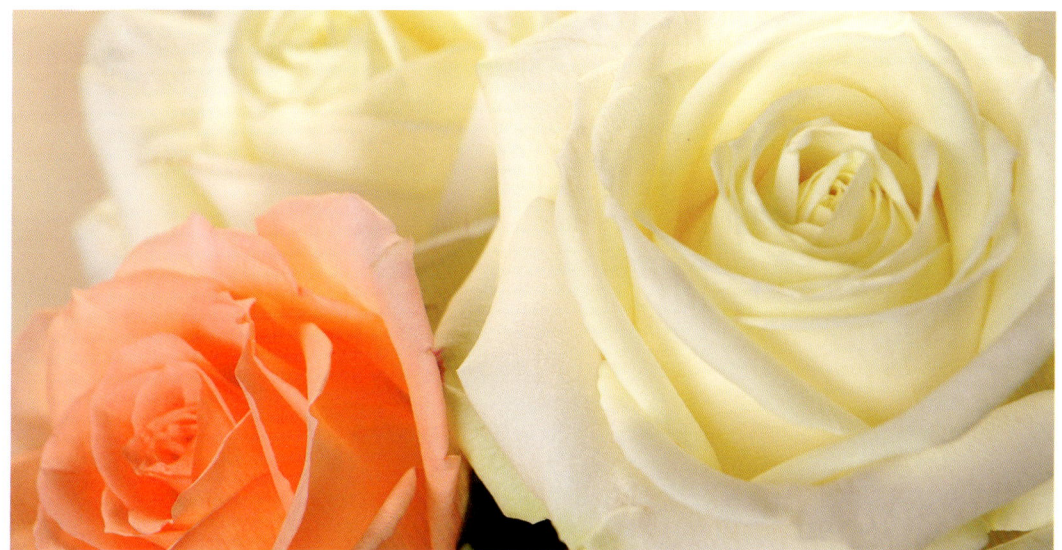

Viele ätherische Öle wirken beruhigend und entspannend.

den und ihre Wirkung so stark ist, ist der hohe Preis durchaus vertretbar.

Im Massageöl für Ihr Baby sollten nur ätherische Öle Verwendung finden, die sicher verträglich für die Kleinsten sind – viele Pflanzenessenzen sind leider erst ab einem gewissen Alter für den direkten Hautkontakt geeignet. Die folgenden ätherischen Öle können Sie jedoch im Allgemeinen gut für die Babymassage verwenden:

- **Lavendel** (*Lavandula officinalis*) wirkt beruhigend und krampflösend und fördert die Entspannung. Es verstärkt die schlaffördernde Wirkung der Massage.

- **Rose** (*Rosa damascena*) ist eines der wertvollsten ätherischen Öle. Es harmonisiert und hebt die Stimmung, dabei wirkt es ausgleichend und beruhigend.

- **Fenchel** (*Foeniculum vulgare dulce*) hilft bei Blähungen und regt die Verdauung an. Zudem wirkt es ausgleichend und harmonisierend.

- **Römische Kamille** (*Chamaemelum nobile/Anthemis nobilis*) hebt die Stimmung und hilft beim Einschlafen. Außerdem wirkt es krampflösend und kann viele Erkältungsbeschwerden lindern.

- **Vanille** (*Vanilla planifolia*) fördert mit seinem süßen Aroma den Appetit, zudem sorgt sein zarter Duft für gute Laune und löst Ängste.

Massageöle selbst mischen

Viele Eltern vertrauen bei der Auswahl des Massageöls auf fertig gemischte Öle für Babys. Dagegen ist nichts einzuwenden, solange Sie beim Kauf darauf achten, ein Öl aus hochwertigen Zutaten auszuwählen: Es sollte aus natürlichen Zutaten bestehen (am besten aus biologischem Anbau) und frei von Parfum, Konservierungsstoffen und anderen chemischen Zusätzen sein. »Babyöl« auf Mineralölbasis eignet sich nicht für die Babymassage. Sie erkennen es in der Liste der Inhaltsstoffe an Begriffen wie *Mineral Oil, Paraffinum Liquidum, Paraffin Wax, Paraffin Oil, Petrolatum, Cera Microcristallina, Ozokerit* oder *Ceresin*.

Die richtige Mischung finden

Grundsätzlich gilt: Je jünger das Baby ist, desto weniger ätherisches Öl sollte verwendet werden. Der Geruchssinn von Babys ist noch stärker ausgeprägt als der von Erwachsenen. Die Kleinen nehmen schon zarte Düfte sehr intensiv wahr und der Duft hält noch lange nach der Massage an, was für das Baby sehr unangenehm werden kann.

Bereiten Sie nicht mehr als 100 Milliliter Massageöl auf einmal zu, da die Inhaltsstoffe bei längerer Lagerung leiden. So können Sie auch öfter einmal die Mischung wechseln.

Es genügt, wenn Sie eine Sorte ätherisches Öl mit einem Basisöl vermischen. Wenn Sie möchten, können Sie aber auch eine der folgenden Ölmischungen ausprobieren oder selbst eine herstellen, die jedoch nicht mehr als zwei Basisöle und zwei Sorten ätherisches Öl enthalten sollte.

Sanfte Ölmischungen für zarte Babyhaut

- **Für guten Schlaf:** je 1 Tropfen Rose und Römische Kamille auf 50 bis 100 Milliliter süßes Mandelöl

- **Zur Entspannung:** je 1 Tropfen Römische Kamille und Lavendel auf 50 bis 100 Milliliter Aprikosenkernöl oder süßes Mandelöl

Grundrezept für ein Babymassageöl

Geben Sie auf 100 Milliliter Basisöl einen bis maximal drei Tropfen ätherisches Öl. Mischen Sie die Zutaten, indem Sie sie in einem kleinen Fläschchen verschütteln oder in einer Schale gut miteinander verrühren.

Unbedingt die Verträglichkeit testen!

Die vorgestellten Öle zeichnen sich durch eine gute Hautverträglichkeit aus. Trotzdem sollten Sie vor allem bei ätherischen Ölen vor der Massage sicher ausschließen, dass Ihr Baby allergisch reagiert. Tragen Sie dafür einen Tropfen des fertigen Massageöls in der Armbeuge Ihres Babys auf, verreiben Sie ihn sanft und warten Sie 10 bis 15 Minuten ab. Beim kleinsten Anzeichen einer Rötung sollten Sie diese Ölmischung auf keinen Fall für die Massage verwenden!

Vorsicht: Im Bereich des Gesichts sollten Sie prinzipiell keine Mischungen mit ätherischen Ölen verwenden!

- **Gute-Laune-Öl:** je 1 Tropfen Rose und Vanille auf 50 bis 100 Milliliter Jojobaöl oder eine Mischung aus Jojobaöl und Weizenkeimöl im Verhältnis 3:1

- **Guten-Appetit-Öl:** je 1 Tropfen Vanille und Fenchel auf 50 bis 100 Milliliter Avodaco-, süßes Mandel- oder Aprikosenkernöl

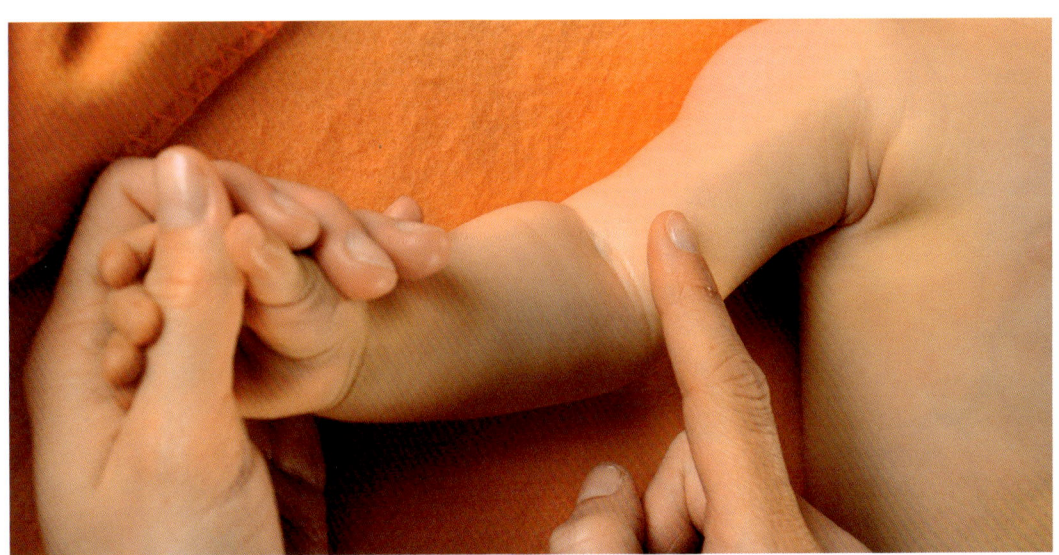

Machen Sie immer erst den Allergietest in der Armbeuge.

Ablauf der Massage

Damit die Massage zu einem Genuss für Sie und Ihr Baby wird, genügen schon 20 Minuten, in denen Sie sich in Ruhe mit Ihrem Baby beschäftigen können. Was Sie für die Massage brauchen, wissen Sie ja bereits – und so gibt es nur noch einige wenige Punkte zu beachten, bevor es zur Praxis geht.

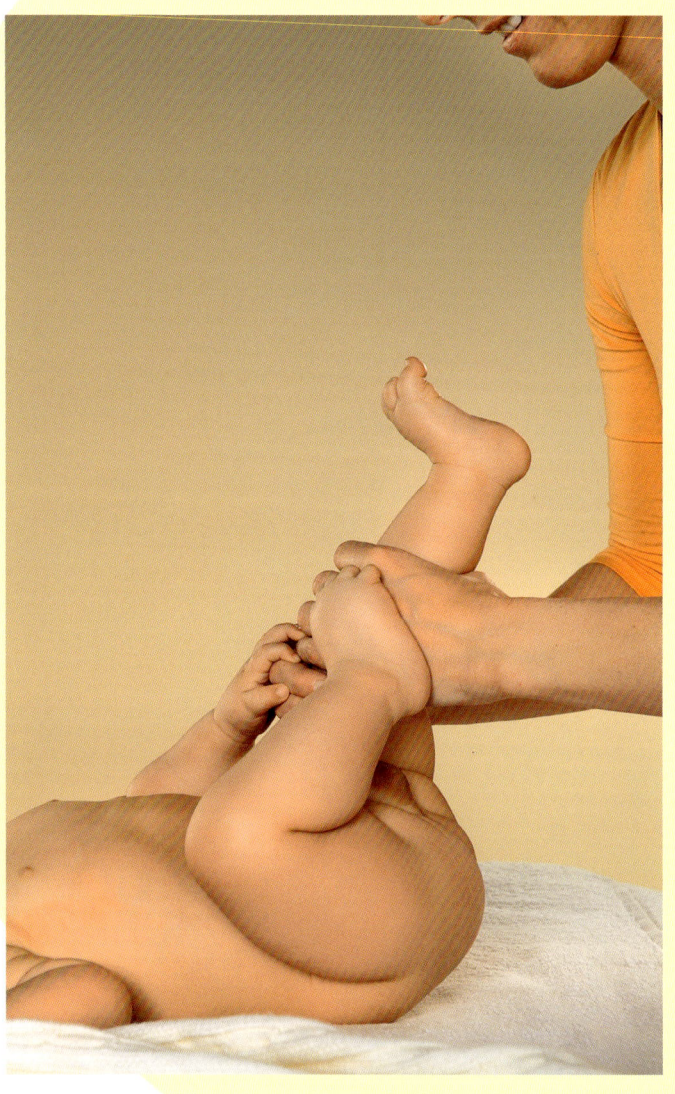

Einige einfache Regeln erleichtern Ihnen den Einstieg.

Der richtige Zeitpunkt

Oft wird dazu geraten, das Baby nur dann zu massieren, wenn es weder müde noch hungrig ist, nicht gerade gegessen und außerdem gute Laune hat – und das bitte jeden Tag zu genau den gleichen Zeiten. Wer das alles beachten will, wird wohl kaum noch einen geeigneten Massagetermin finden.

Natürlich gibt es Momente, die sich für eine entspannte Massage weniger eignen als andere, z. B. wenn das Baby ohne erkennbaren Grund nicht zu weinen aufhören will. Manchmal kann die Babymassage jedoch gerade in solchen Situationen durch ihre entspannende Wirkung eine große Hilfe sein.

Will mein Baby überhaupt massiert werden?

Ihr Einfühlungsvermögen kann Ihnen am besten sagen, wann eine Massage gut für Ihr Baby ist, denn schließlich kennt niemand Ihr Kind so gut wie Sie selbst. Wenn Sie sich von Anfang an angewöhnen, bei der Massage auf seine Körpersprache zu achten, werden Sie bald bemerken, wann es sich auf seine Streicheleinheiten freut

und wann es vielleicht eher Ruhe braucht. Wenn Ihr Baby momentan keine Massage will, wird es das wahrscheinlich durch plötzliches Schreien oder Zappeln zeigen, wird die Hand über das Gesicht legen, den Kopf abwenden oder sich mit Händen und Füßen gegen die Berührungen sträuben.

Manchmal genügt es dann, für etwas mehr Wärme oder eine bequemere Lage zu sorgen oder zuerst einmal nur mit dem Baby zu kuscheln, um es empfänglicher für die Massage zu machen. Vor allem bei den ersten Massagen weiß das Baby ja auch noch nicht, was auf es zukommt, und kann allein schon deshalb ablehnend reagieren. In diesem Fall können Sie langsam in die Babymassage einsteigen, indem Sie zunächst nur kurze Teilmassagen an Händchen und Füßen, Ärmchen und Beinchen durchführen und diese immer weiter ausdehnen. Sobald es sich daran gewöhnt hat, verlieren sich seine Widerstände meist schnell.

Vertrauen Sie auf Ihre Intuition

Unsicherheit und Scheu machen es vor allem beim ersten Kind oft schwierig für die Eltern, unverkrampft und sicher mit ihrem Baby umzugehen. So fällt es ihnen auch schwer, ihm ihre ganze Liebe und Zärtlichkeit zu zeigen. Mütter wie Väter müssen erst lernen, die Bedürfnisse des Babys zu erkennen und zu erfüllen. Die Babymassage hilft in dieser Situation, mehr Sicherheit zu entwickeln.

Ihr persönliches Massageprogramm

Besonders wichtig ist, dass Sie die Babymassage nicht als festes Regelwerk auffassen, in dem alle Elemente genau festgelegt sind. Es gibt nicht die eine »richtige« Methode, ein Baby zu massieren – es zählt nur, dass alle Berührungen wohltuend sind und aufmerksam und liebevoll durchgeführt werden. In diesem Buch werden Sie eine ganze Reihe von Massagegriffen kennenlernen, die Ihnen als Anleitung dienen sollen. Sie sind jedoch nicht als starres Programm aufzufassen, sondern lediglich als Vorschläge, wie Sie Ihrem Baby auf bewährte Weise Entspannung und Wohlbefinden schenken können. Welche Massagegriffe Sie in welcher Reihenfolge einsetzen wollen, liegt ganz »in Ihrer Hand« – Ihre Intuition und die Reaktionen Ihres Babys können Sie dabei am besten anleiten.

Von Anfang an Liebe schenken

In Indien werden gesunde Babys ab dem Tag ihrer Geburt massiert, wenn auch zunächst nur sehr kurz. Je nachdem, wie sicher Sie sich fühlen und wie aufnahmebereit Ihr Baby ist, können Sie auch schon wenige Tage nach der Geburt mit ersten gezielten Streicheleinheiten beginnen. In den ersten vier Wochen sollte die Massage jedoch nicht den ganzen Körper umfassen, sondern nur Teilbereiche wie Füße und Beine, Hände und Arme oder den Rücken, und auch nur fünf bis zehn Minuten dauern. Massieren Sie in dieser Zeit besonders sanft, langsam und mit viel Zärtlichkeit. Später können Sie die Massage nach und nach auf 20 bis 30 Minuten ausdehnen und den gesamten Körper einbeziehen. Dann haben Sie auch schon ein Gespür dafür entwickelt, welche Berührungen Ihrem Baby angenehm sind und wie Sie es am besten massieren, deshalb dürfen die Massagegriffe im Lauf der Zeit auch ruhig ein wenig intensiver werden.

Die perfekte Massage

Die perfekte Massage ist eine Massage, die ganz auf die Bedürfnisse Ihres Babys abgestimmt ist. Auf den folgenden Seiten finden Sie eine Step-by-step-Anleitung, wie Sie von Kopf bis Fuß massieren können. Sie ist jedoch nur eine Anregung: Sie können in dieser Reihenfolge massieren, müssen es aber nicht. Stattdessen können Sie sich die Massagegriffe aussuchen, die Ihrem Baby

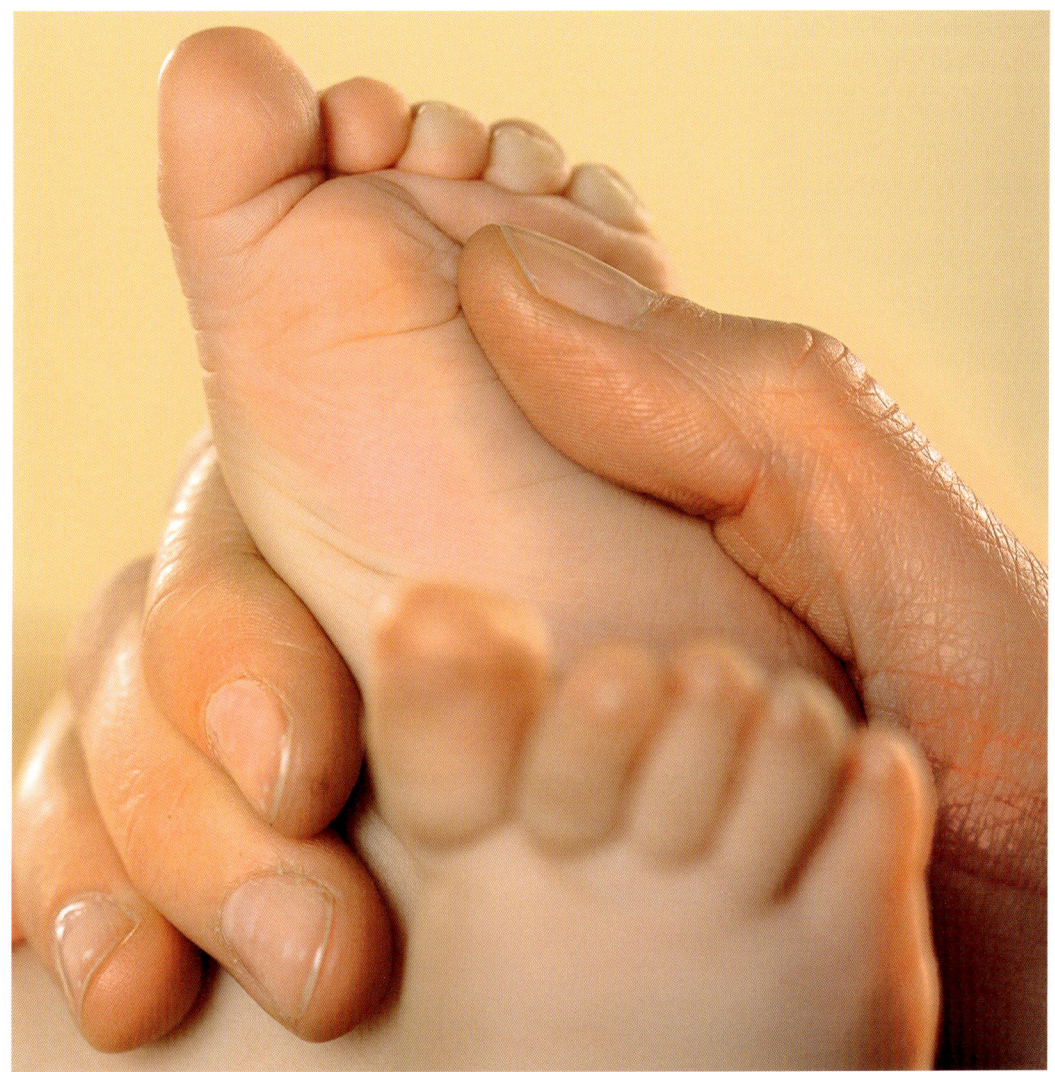

Bei der Babymassage gilt: Erlaubt ist, was gut tut.

am besten gefallen und Ihnen am einfachs-ten von der Hand gehen – die Hauptsache bei der Babymassage ist, dass Ihr Baby und Sie sich wohl fühlen! Wichtiger als eine be-stimmte Technik ist die Einstellung, mit der Sie Ihr Baby massieren. Ein »vergessener« Massagegriff oder ein anderer »technischer Fehler« ist nicht tragisch. Dies wird nur dann zum Problem, wenn Sie dadurch die Ruhe verlieren.

Worauf Sie achten sollten

Für eine gelungene Massage sollten Sie noch einige kleine, aber wichtige Punkte beachten:

Nur mit warmen Händen

Die Massage ist nur dann ein Genuss für Ihr Baby, wenn Sie es mit warmen Händen massieren – schließlich möchte niemand gerne, dass ihm mit kalten Fingern über die Haut gestrichen wird. Sorgen Sie also vor

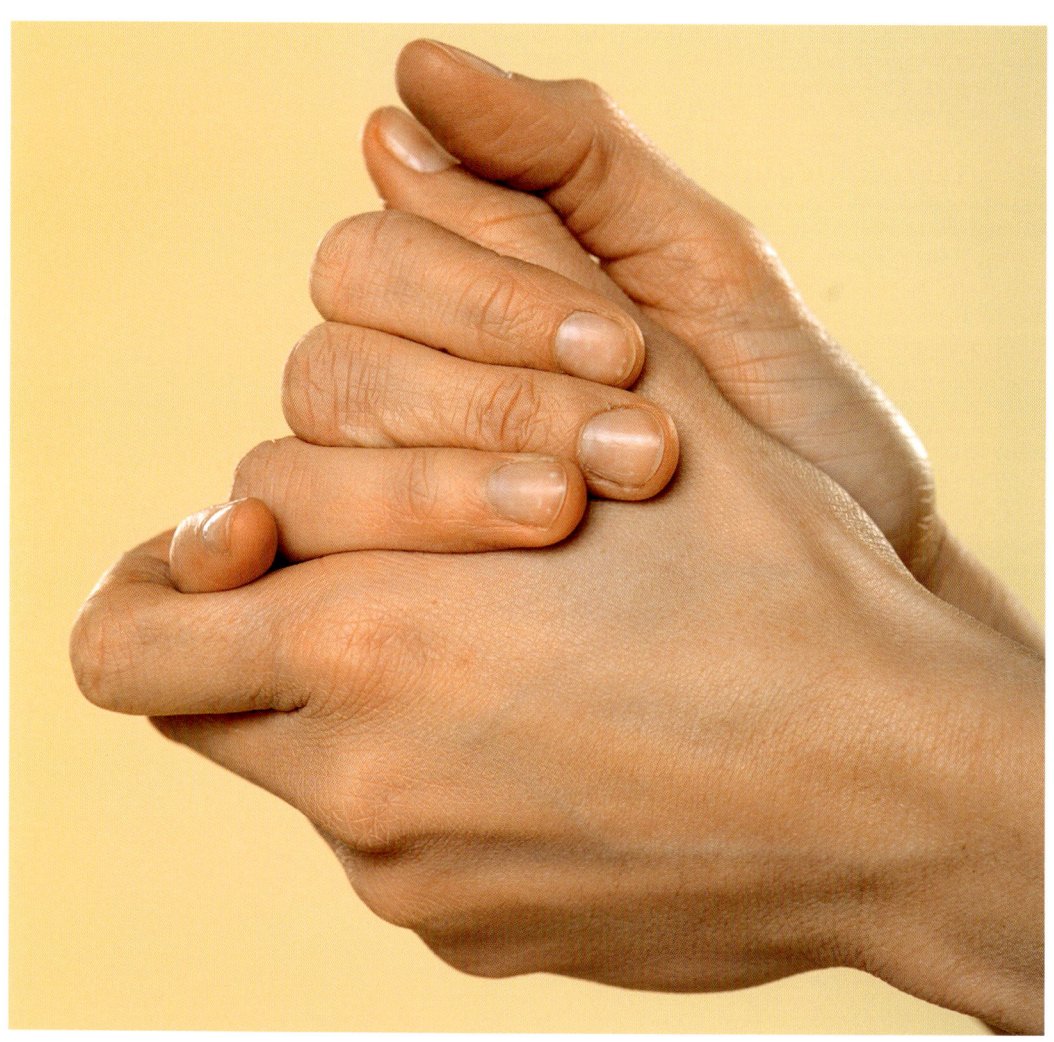

Reiben Sie sich Ihre Hände vor der Babymassage warm.

der Massage dafür, dass Ihre Hände schön warm werden, am besten, indem Sie sie für kurze Zeit kräftig kneten und aneinander reiben. Falls das nicht genügt, kann auch ein warmes Handbad helfen, um kalte Hände auf die richtige Temperatur zu bringen.

Anregend oder beruhigend?

Es liegt ganz in Ihrer Hand, ob Sie die Babymassage anregend oder beruhigend gestalten, denn es kommt dabei vor allem auf die Richtung an, in der Sie Ihr Baby massieren: Beruhigend wirken alle Griffe, die vom Herzen weg verlaufen, und anregend ist es, wenn Sie zur Körpermitte hin massieren. Normalerweise sollte die Babymassage vorwiegend aus beruhigenden Griffen bestehen, da die Berührungen an sich schon ein Reiz für den kleinen Organismus sind. Wenn Ihr Baby die Massagen genießt und Sie schon genug Erfahrung darin haben, seine Reaktionen zu deuten, können Sie jedoch beispielsweise morgens auch einmal ein paar aktivierende Streicheleinheiten in die Massage integrieren.

Massage von Kopf bis Fuß

Ganzkörpermassagen empfehlen sich erst, wenn der Säugling mindestens vier Wochen alt ist. Wenn Ihrem Kind die Massage eines bestimmten Bereichs gut gefällt, können Sie diesen ruhig ausgiebiger massieren. An Stellen, an denen es sich nicht so gerne massieren lässt, genügt es dagegen, wenn Sie sie mit einigen sanften, liebevollen Be-

wegungen in die Massage einbinden. Dabei kann es helfen, wenn Sie den Ablauf der Massage so gestalten, dass Sie zunächst die angenehmen und erst danach die weniger erwünschten Massagegriffe durchführen – oft ist das Baby dann durch die Behandlung schon so entspannt, dass es sich beispielsweise auch an den sonst so kitzeligen Füßchen gerne noch einige Streicheleinheiten gefallen lässt.

Wie oft massieren?

Auch das hängt ganz von Ihnen ab. Natürlich kann die Babymassage ihre Wirkung am besten entfalten, wenn sie regelmäßig – am besten sogar täglich – durchgeführt wird. So können Sie die Massage zu einem kleinen Ritual der Gemeinsamkeit in Ihrem Alltag machen, das Ihnen und Ihrem Kind immer wieder Wohlbefinden schenkt. Grundsätzlich gilt, dass sich Ihr Baby umso schneller an die Massage gewöhnt, je regelmäßiger und häufiger Sie es massieren. Umso besser kann es auch von ihrer Wirkung profitieren. Trotzdem sollten Sie sich nicht unter Druck setzen – massieren Sie Ihr Baby nur, wenn Sie wirklich die Zeit und die Ruhe dazu haben. Die Massage tut Ihrem Baby nämlich auch dann gut, wenn es nur einmal pro Woche, aber dafür mit voller Aufmerksamkeit massiert wird. Hören Sie auch hier wieder auf Ihre Intuition: So werden Sie schnell spüren, zu welchen Zeiten sowohl Ihr Baby als auch Sie selbst die Massage am besten genießen können.

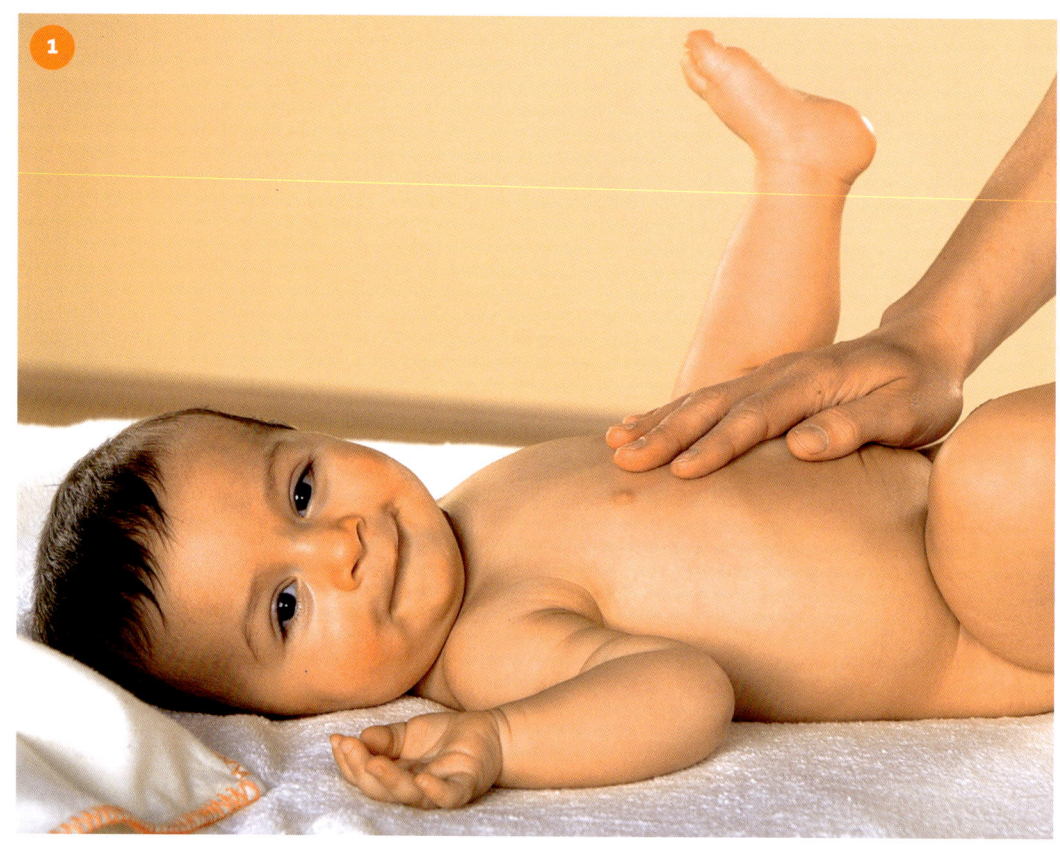

Die Basics: Massagegriffe

Im Gegensatz zur Erwachsenenmassage ist bei der Babymassage keine große Auswahl verschiedener Griffe nötig. Die folgenden Techniken genügen vollkommen:

Streichen und Kreisen (Effleurage)
1 Sie streichen mit geschlossenen Fingern und flachen Händen in geraden Bahnen über den Körper des Babys. Die Berührung

sollte – je nach den Bedürfnissen Ihres Babys – sanft, aber doch etwas fester als bloßes Streicheln sein. In kleineren Bereichen wird das Streichen nur mit den Innenseiten der Finger durchgeführt. Beim Kreisen kommt die gleiche Bewegung in kleineren und größeren Kreisen zum Einsatz.

Daumenkreisen
2 Beim Baby wird diese Technik vor allem bei der Massage der Hände und Füße angewendet. Dafür schließen Sie Ihre Hand

locker um seine Hand oder seinen Fuß, so dass Sie mit Ihrem Daumen bequem in kleinen Kreisen massieren können.

Nicht vergessen! Die Grundlagen im Überblick

- Beschränken Sie sich in den ersten Lebenswochen Ihres Babys auf sanfte Teilmassagen, etwa der Hände oder Füße, und gehen Sie erst nach rund vier Wochen zu Ganzkörpermassagen über.
- Massieren Sie nicht länger als eine halbe Stunde am Stück. Es genügt, wenn Sie jeden Massagegriff zwei- bis dreimal wiederholen.

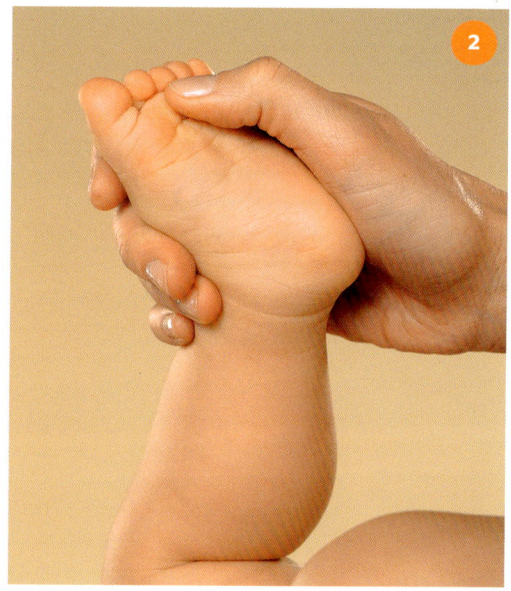

- Verwenden Sie nur natürliches, hochwertiges Massageöl und testen Sie es vorher auf seine Verträglichkeit.
- Sorgen Sie für genügend Wärme und gedämpftes Licht und vermeiden Sie störende Ablenkungen.
- Ihre Hände sollten schön warm, die Nägel kurz geschnitten sein.
- Atmen Sie tief und ruhig. Nehmen Sie sich vor der Massage einen Moment Zeit, um sich einzustimmen.
- Geben Sie das Massageöl zuerst auf Ihre Hände, um es anzuwärmen, bevor Sie Ihr Baby damit einreiben.
- Ein eingeöltes Baby kann sehr glitschig sein, solange das Öl nicht eingezogen ist – nehmen Sie es dann besonders vorsichtig hoch, am besten eingewickelt in ein Handtuch.
- Für die optimale Wirkung massieren Sie in einem langsamen, gleichmäßigen Rhythmus.
- Massieren Sie ohne Druck, aber lassen Sie Ihre Hände in festen Bewegungen über den zarten Babykörper streichen. Allzu sanfte Berührungen können Ihr Baby kitzeln. Wenn Sie gut auf seine Reaktionen achten, werden Sie schnell feststellen, wie kräftig Ihr Kind gerade massiert werden möchte.
- Genießen Sie die Massage auch selbst! Die beste Babymassage entspannt die Mutter ebenso wie ihr Kind und ist für beide eine gemeinsame, wohltuende Erfahrung.

Kopf und Gesicht

Vor dem Beginn der Massage müssen Sie Ihr Baby entkleiden. Sprechen Sie sanft mit ihm und legen Sie es zugleich auf den Rücken, sodass seine Füßchen zu Ihnen zeigen.

Den Kopf umkreisen

1 Für den Anfang brauchen Sie noch kein Öl. Massieren Sie mit den Fingerspitzen ohne Druck in langsamen, kleinen Kreisbewegungen um das Köpfchen. Massieren Sie dabei den gesamten behaarten Teil des Kopfes, aber sparen Sie die sehr empfindliche Fontanelle dabei aus.

Anschließend wölben Sie Ihre Hände um das Köpfchen und streichen mit beiden Händen gleichzeitig vom Scheitel über die Ohren bis zum Kinn, indem Sie Ihre Fingerkuppen sanft über Babys Haut gleiten lassen.

Eine kleine Gesichtsmassage

Nun kommen vor allem Ihre Finger zum Einsatz, um die zarten Gesichtszüge Ihres Babys nachzuzeichnen. Verwenden Sie dabei kein Öl. Streichen Sie entweder mit den Spitzen von Zeige- und Mittelfingern oder mit Ihren Daumen (die Hände liegen dann gewölbt über den Ohren) entlang der Augenbrauen von der Stirnmitte zu den Schläfen und lassen Sie die Finger dort kurz kreisen.

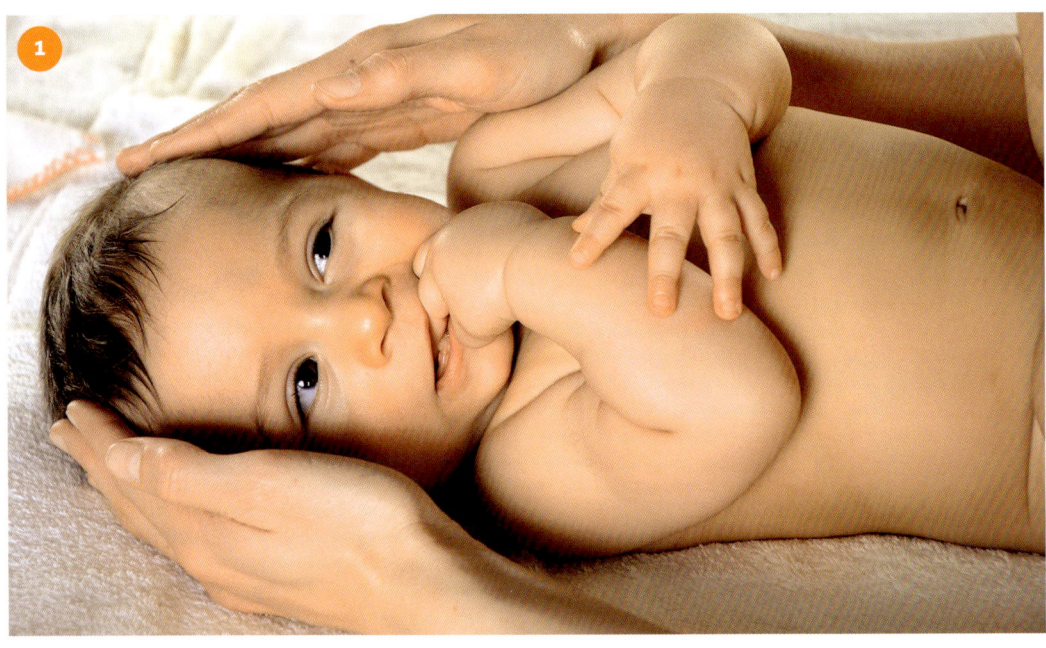

Dann streichen Sie sehr sanft mit den Fingerspitzen um die Augen herum. Nun gleiten Sie mit den Fingern vorsichtig von der Nasenwurzel aus entlang der Nasenflügel abwärts bis zu den Mundwinkeln. Lassen Sie Ihre Finger dabei leicht den Mund zu einem Lächeln in die Breite ziehen.

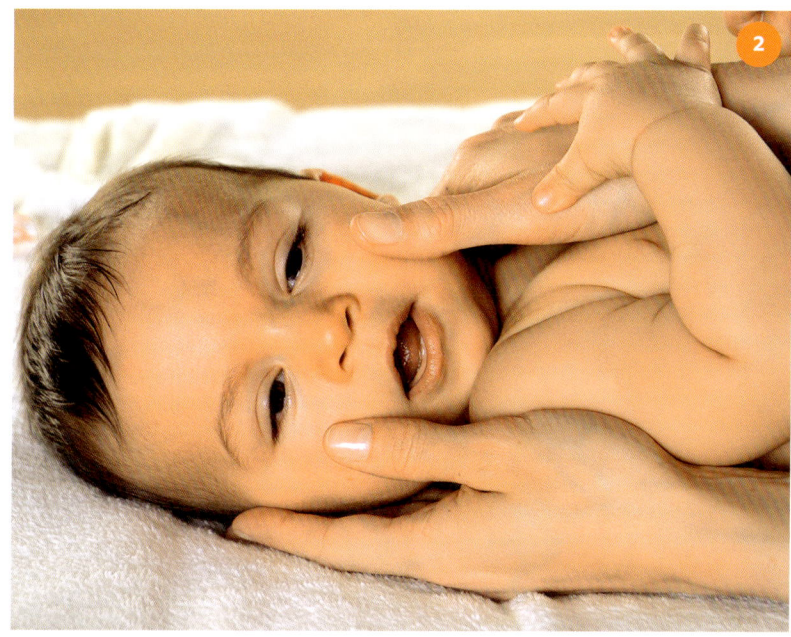

2 Streichen Sie nun mit den Fingern die Wangen von der Nase zu den Ohren aus. Beginnen Sie oben am Wangenknochen und wiederholen Sie die Bewegung einige Male. Wenn Sie unterhalb der Nase angekommen sind, legen Sie die Finger in der Mitte zwischen Nase und Mund auf und streichen von dort nach außen. Zuletzt legen Sie die Finger unterhalb des Mundes zusammen und streichen von dort nach außen hin zu den Kiefergelenken.

Zum Abschluss der Gesichtsmassage streichen Sie mehrere Male nur mit den Fingerspitzen zart vom Kinn zu den Ohren, beschreiben von vorn nach hinten einen Kreis um die Ohren und lassen sie langsam wieder zurück zum Kinn gleiten.

Variieren erlaubt!
Anfangs können Sie die Gesichtsmassage ruhig kürzer gestalten oder nur die Teile davon aussuchen, die Ihrem Baby am ehesten gefallen. Manchmal ist es auch sinnvoll, Kopf und Gesicht erst nach dem Körper zu massieren. Folgen Sie Ihrer Intuition und variieren Sie die Massage so, wie sie für Ihr Baby am angenehmsten ist!

Brust und Bauch

Die Massage des Brustkorbs regt die Funktion von Herz und Lunge an. Die Bauchmassage aktiviert die inneren Organe und unterstützt die Verdauung. Der Bauch wird prinzipiell im Uhrzeigersinn oder von oben nach unten massiert. Ohne sich von Ihrem Baby abzuwenden, gießen Sie etwas Massageöl in die Hände, verteilen Sie es gleichmäßig und ölen Sie Brust und Bauch Ihres Babys sanft ein.

Die Brust ausstreichen
Streichen Sie mit beiden Händen gleichzeitig von der Mitte der Brust über die Rippen

Achtung!
Massieren Sie den Bauch des Babys erst, wenn der Nabel völlig abgeheilt und trocken ist!

nach außen. Beschreiben Sie dabei einen Kreis nach unten, sodass sich Ihre Hände am unteren Rand der Rippen wieder in der Körpermitte treffen, gemeinsam ein Stück nach oben streichen und wieder auseinander gleiten.

Diagonales Streichen
1 Legen Sie Ihre Hände unterhalb der Brust auf den Körper Ihres Babys. Streichen Sie

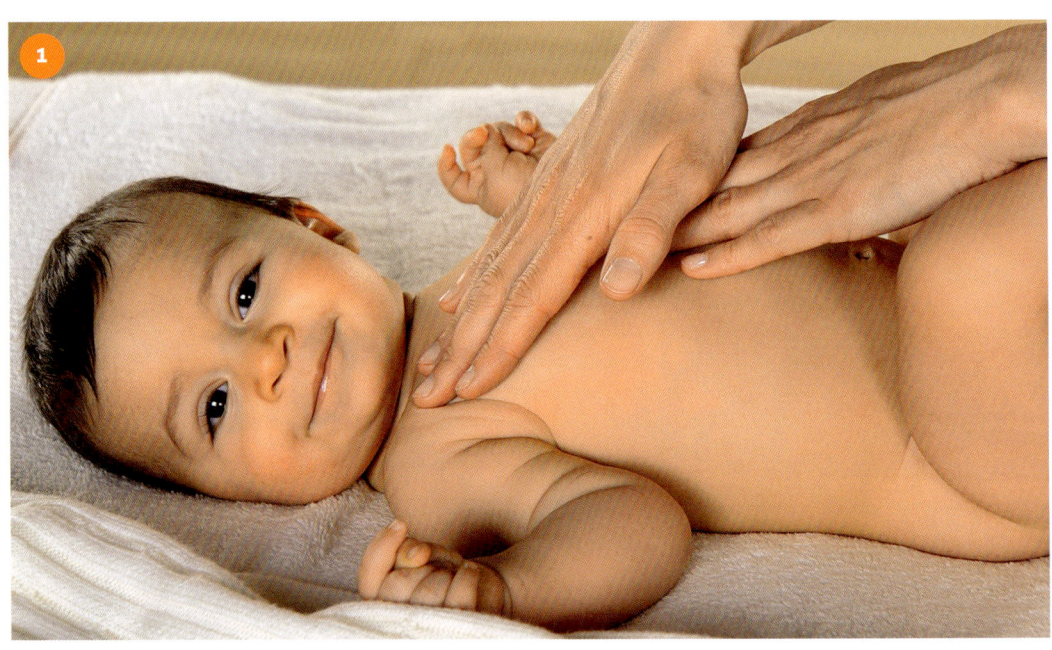

nun abwechselnd jeweils mit einer Hand zur gegenüberliegenden Schulter, lassen Sie sie dort kurz verweilen und danach ganz sanft zurückgleiten. Die Bewegung der Hände sollte dabei nahtlos ineinander übergehen.

Den Bauch ausstreichen

2 Vom unteren Rand der Rippen streichen Sie abwechselnd mit flachen Händen gerade über den Bauch nach unten. Ihre Hände bewegen sich dabei wie ein Wasserrad in regelmäßigem Rhythmus.

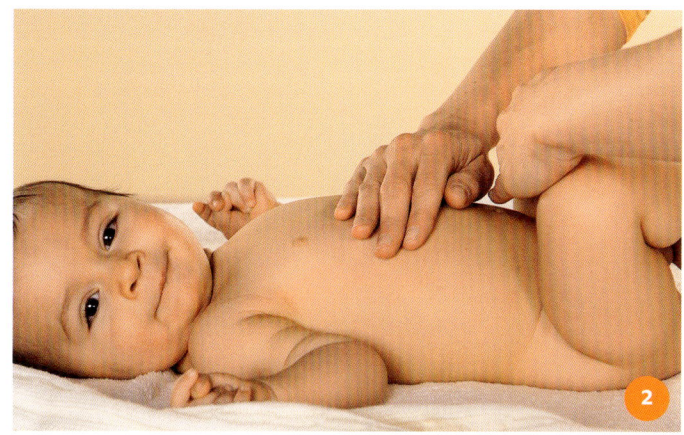

Wenn der Bauch gebläht oder gespannt ist, nehmen Sie die Beine Ihres Babys hoch und stützen sie an Ihrem Bauch ab, sodass die Bauchdecke sich entspannt.

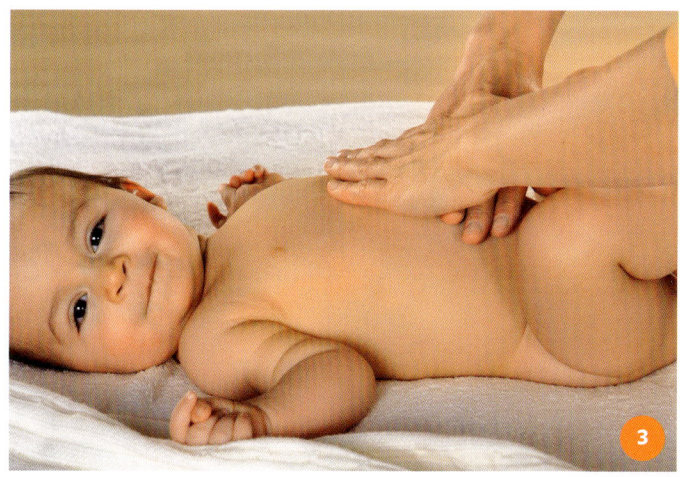

Bauchkreisen

3 Legen Sie Ihre Hände flach nebeneinander auf den Bauch des Babys und beschreiben Sie mit beiden Händen gleichzeitig im Uhrzeigersinn Kreise um den Nabel. Die Hände sind dabei immer an den entgegengesetzten Seiten dieser Kreise, wobei eine Hand jeweils kurz abgesetzt und über die andere gehoben wird. Führen Sie diese Bewegung langsam und gleichmäßig durch.

Daumenstreichen

Legen Sie Ihre Daumen flach links und rechts vom Nabel auf den Bauch und streichen Sie ohne Druck zu den Körperseiten. Dort setzen Sie ab und beginnen die Bewegung erneut neben dem Nabel.

Zum Abschluss streichen Sie mit beiden Händen sanft von den Schultern bis zu den Hüften Ihres Babys, um Brust und Bauch in einer Bewegung zu verbinden.

Beine und Füßchen

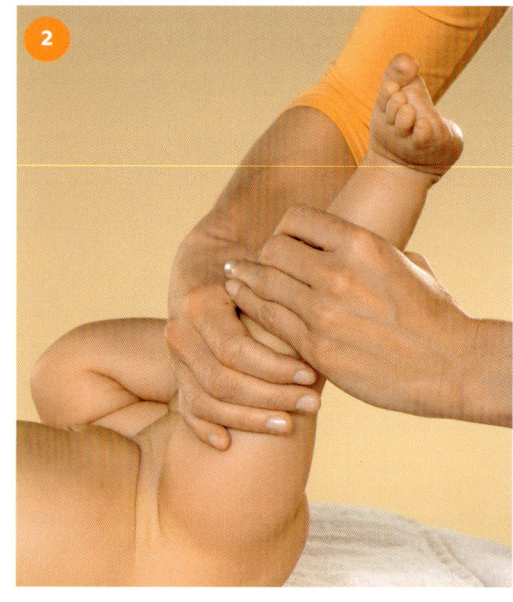

Achten Sie bei der Fußmassage darauf, nicht zu zaghaft zu massieren, damit es nicht kitzelt! Am besten massieren Sie erst komplett das eine Bein (mit Fuß), dann das andere.

Die Beine ausstreichen
Streichen Sie zunächst einige Male mit eingeölten Händen gleichmäßig von der Leiste aus über beide Beine und Füße, um das Baby auf die Massage einzustimmen.

Der indische »Melkgriff«
1 Bei diesem Griff aus der indischen Babymassage halten Sie mit einer Hand den Fuß Ihres Babys etwas hoch, während Sie mit der anderen ringförmig am Oberschenkel das Bein umfassen und zum Fuß hin streichen. Dort angekommen, wechseln Sie die

Hände und »melken« das Beinchen auch mit der anderen Hand.

Das Bein »auswringen«
2 Für diesen Griff benötigen Sie viel Massageöl, damit Ihre Hände leicht über die Haut gleiten. Umschließen Sie den Oberschenkel des Babys mit beiden Händen. Nun lassen Sie die Hände langsam zum Fuß hin gleiten und drehen Sie sie dabei sanft gegeneinander hin und her, als würden Sie das Bein behutsam auswringen. Bis zum Knöchel massieren und dann wieder am Oberschenkel ansetzen.

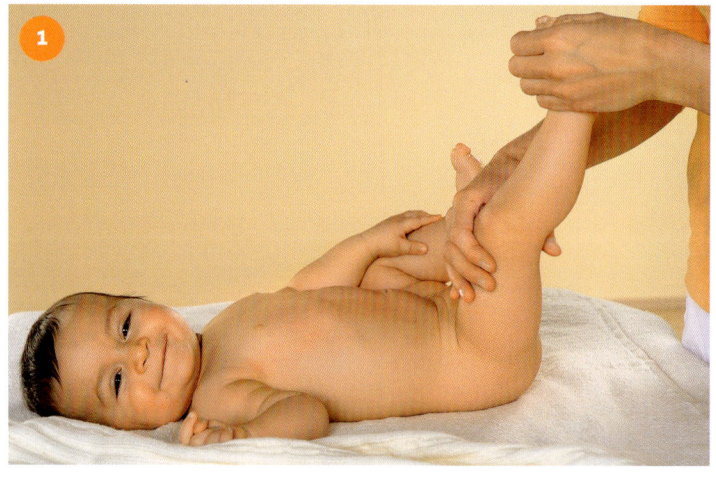

Fußsohlen ausstreichen

3 Umfassen Sie den Fuß Ihres Babys so, dass Sie im Wechsel mit beiden Daumen die Fußsohle ausstreichen können. Streichen Sie dabei von der Ferse zu den Zehen und beziehen Sie auch die Innen- und Außenkante des Fußes in die Massage mit ein.

Zehenziehen

Halten Sie den Fuß Ihres Babys in einer Hand und nehmen Sie die Zehen einzeln zwischen Zeigefinger und Daumen der anderen. Streichen Sie mit sanftem Druck vom Grundgelenk zur Zehenspitze, sodass die Zehen leicht gezogen werden.

Daumenkreisen

Umfassen Sie den Fuß Ihres Babys so, dass Sie mit beiden Daumen in kleinen Kreisen die Fußsohle massieren können. Dabei dürfen Sie ruhig etwas Druck ausüben, solange es Ihrem Baby angenehm ist. Massieren Sie auch den Übergang zu den Zehen.

Den Knöchel massieren

4 Zuletzt massieren Sie mit leichtem, kleinem Daumenkreisen rings um den Knöchel. Halten Sie den Fuß dabei nur locker fest, damit Ihr Baby das Füßchen bewegen kann.

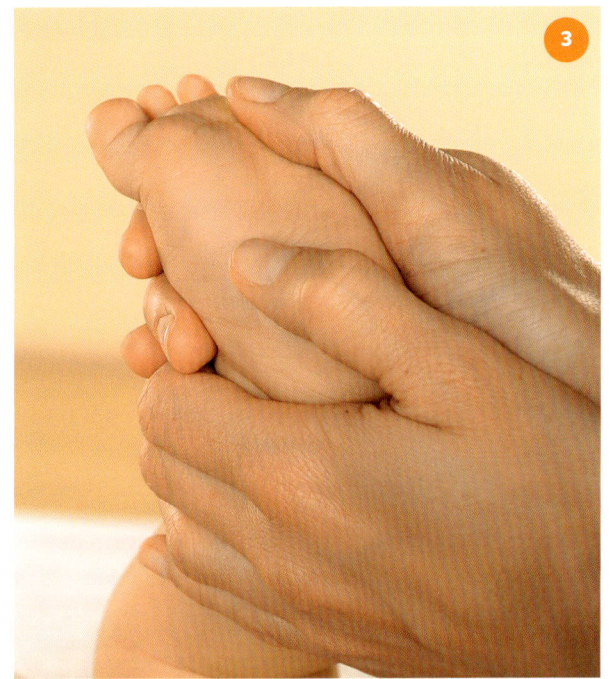

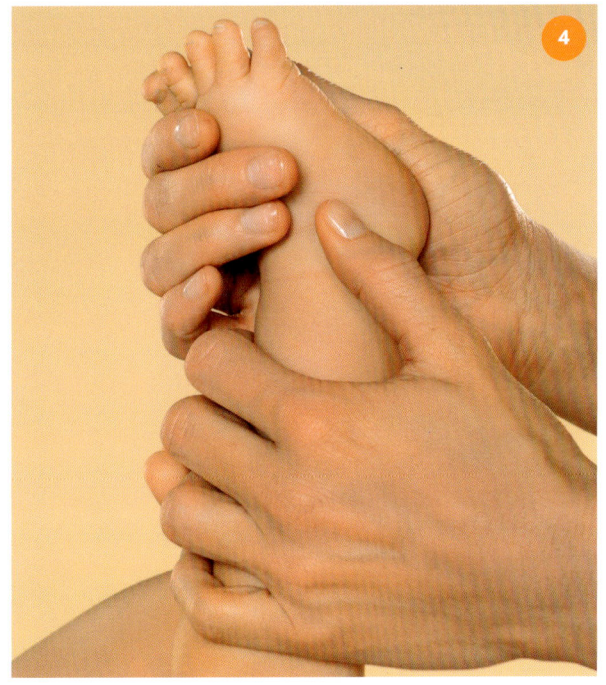

Händchen und Arme

Um die Händchen und Arme zu massieren, können Sie Ihr Baby auch in die Seitenlage drehen. Sorgen Sie, wenn nötig mit Kissen oder mit Hilfe Ihrer Beine, für eine stabile, bequeme Lage. Bei Babys lassen sich die Arme nicht immer leicht ausstrecken. Sie können mit sanftem Klopfen der Armmuskeln dafür sorgen, dass sich die Arme schneller entspannen. Versuchen Sie jedoch keinesfalls, eine Streckung zu erzwingen.

Die Arme ausstreichen
Geben Sie etwas Massageöl in Ihre Hände und streichen Sie mit gleichmäßigen Bewegungen von den Schultern zu den Händen Ihres Babys.

Der indische »Melkgriff«
Halten Sie mit einer Hand das Händchen Ihres Babys und strecken seinen Arm leicht nach oben. Dann umfassen Sie mit der anderen Hand ringförmig seinen Oberarm und lassen sie langsam bis zum Handgelenk gleiten. Dann halten Sie das Händchen mit dieser Hand und wiederholen die Bewegung mit der anderen. Der Wechsel sollte fließend erfolgen.

Den Arm »auswringen«
1 Geben Sie viel Öl auf Ihre Hände, damit sie gut über die Haut gleiten können. Umfassen Sie mit beiden Händen den Oberarm Ihres Babys, lassen Sie Ihre Hände in Richtung Handgelenk gleiten und drehen Sie sie dabei sanft gegeneinander. Massieren Sie auch das Handgelenk auf diese Weise.

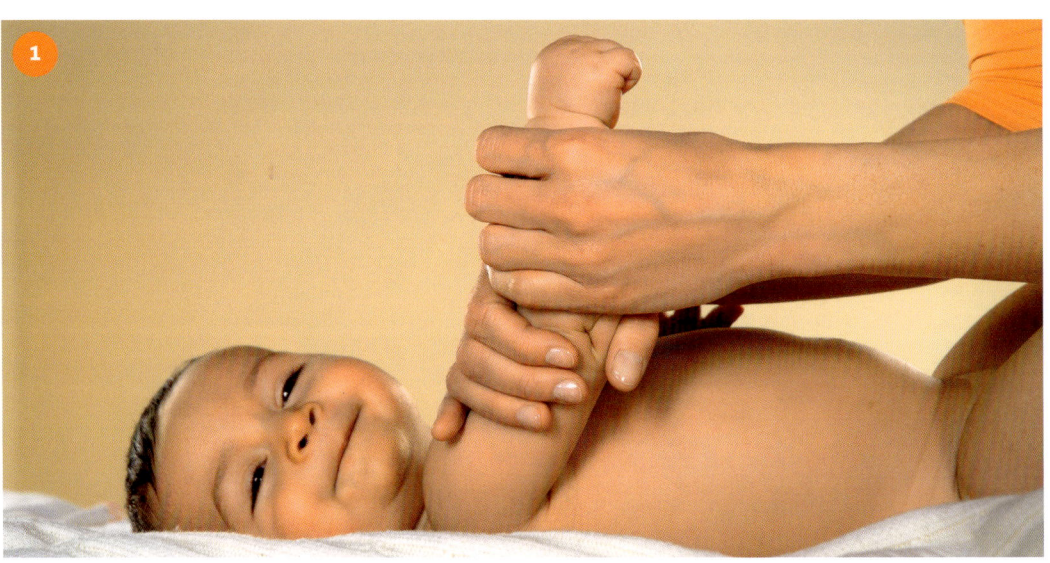

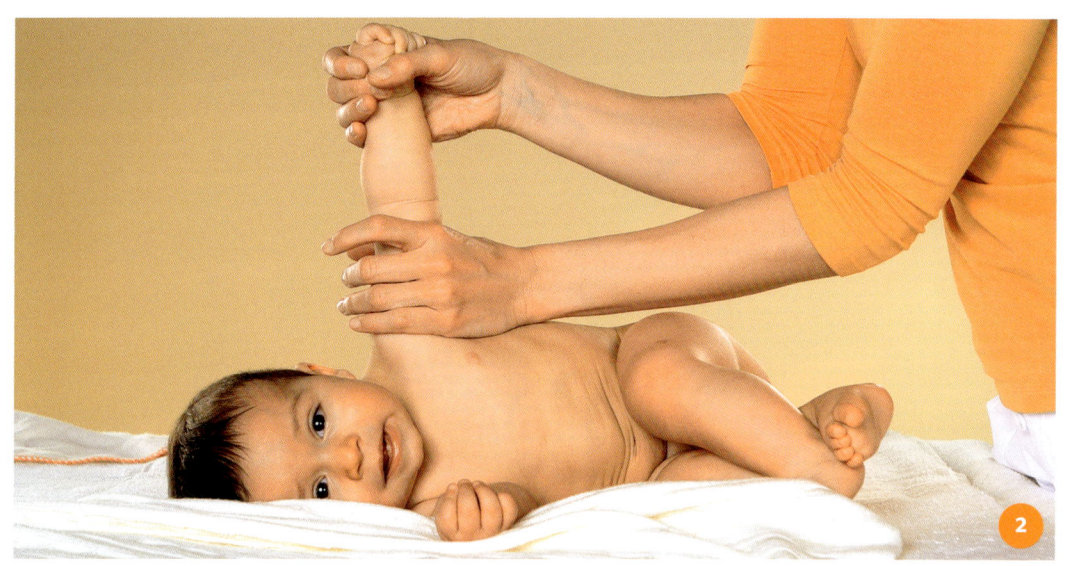

Die Achselhöhle ausstreichen

2 Halten Sie den Arm Ihres Babys seitlich vom Körper nach oben, sodass Sie mit der flachen Hand seine Achselhöhle in Richtung zu seinem Händchen ausstreichen können. Dieser Griff regt das Lymphsystem an.

Das Händchen ausstreichen

Die Händchen sind bei Babys sehr oft zu Fäusten geballt. Um sie zu entspannen, öffnen Sie sie durch sanftes Ausstreichen. Stützen Sie dafür das Händchen am Handgelenk, sodass Sie mit Ihrem Daumen vom Handgelenk aus über die Handfläche bis zu den Fingerspitzen streichen können.

Fingerziehen

3 Halten Sie mit einer Hand das Handgelenk Ihres Kindes. Dann nehmen Sie seine Finger einzeln zwischen Ihren Zeigefinger und den Daumen und streichen Sie mit sanftem Druck vom Grundgelenk nach außen, sodass leichter Zug ausgeübt wird.

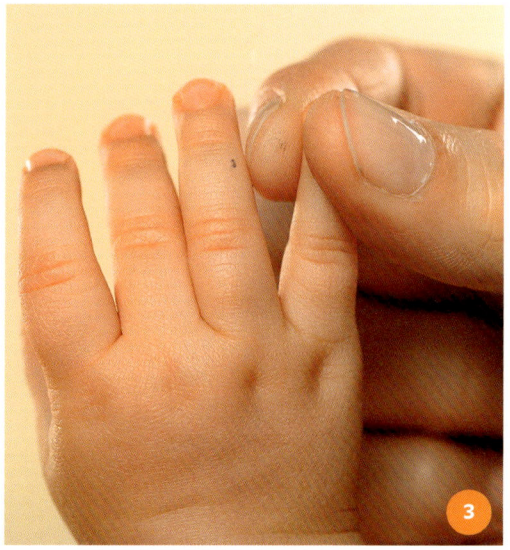

Rücken und Po

Der Rücken ist der Teil Ihres Babys, der im Bauch in Embryonalhaltung den meisten Kontakt mit der Gebärmutter hatte. Er sollte deshalb viel Aufmerksamkeit erhalten. Je größer das Baby wird, desto besser kann es sich in der Bauchlage entspannen.

Nehmen Sie sich dann für die Rückenmassage ruhig auch einmal etwas mehr Zeit. Wenn Sie Ihr Baby auf Ihren ausgestreckten Beinen massieren, können Sie es für die Rückenmassage auch quer über Ihre Beine auf den Bauch legen. So ist sein Körper gut gestützt. Auch sonst lassen sich manche Rückengriffe leichter durchführen, wenn das Baby quer vor Ihnen liegt.

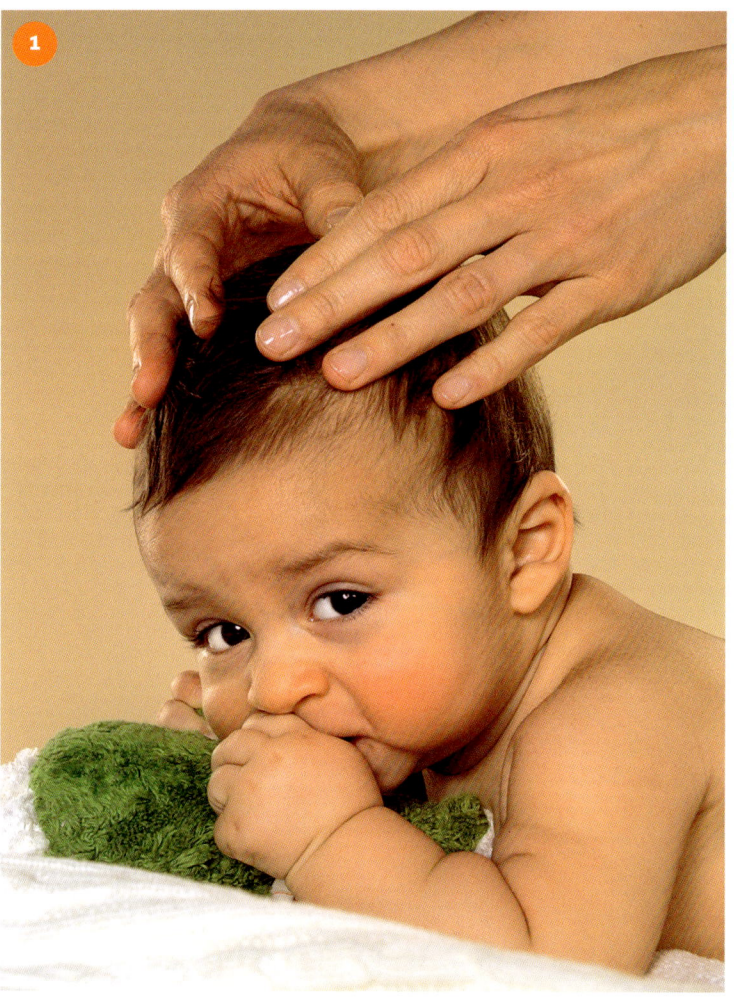

Kopf und Rücken verbinden

1 Beginnen Sie die Rückenmassage, indem Sie – noch ohne Öl – mit den Fingerspitzen mit kleinen, kreisenden Bewegungen von der Stirn über den Hinterkopf zum Nacken und zu den Schultern Ihres Babys streichen. Sparen Sie dabei die Fontanelle aus.

Den Rücken einölen

Nun geben Sie Massageöl in Ihre Hände und verteilen es mit flachen Händen vom Nacken bis zum Po Ihres Babys. Lassen Sie Ihre Hände danach für einen Moment auf seinen Schulterblättern ruhen.

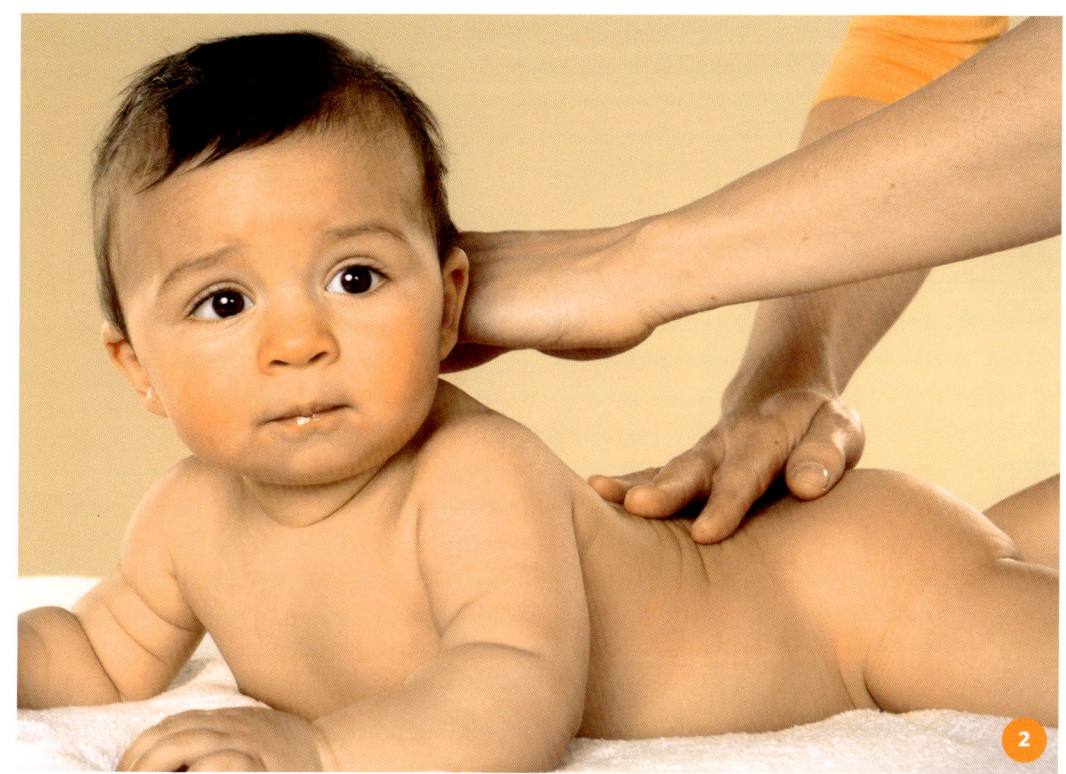

Fingerkreisen auf Nacken und Schultern

Im Gegensatz zu Erwachsenen haben Babys meist keine Nacken- oder Schulterverspannungen. Kreisen Sie mit den Fingerspitzen sanft in kleinen Kreisen über seinen Nacken und seine Schulterblätter.

Den Rücken ausstreichen

2 Streichen Sie den Rücken Ihres Babys aus, indem Sie mit flachen Händen abwechselnd entlang der Wirbelsäule sanft und behutsam vom Nacken bis zum Po streichen. Wenn die eine Hand am Po angelangt ist, setzt die andere am Nacken an, sodass ein langsamer, gleichmäßiger Rhythmus entsteht.

Im Anschluss stützen Sie mit einer Hand den Po des Babys und streichen mit der anderen mit abgespreiztem Daumen vom Nacken bis zum Po. Die stützende Hand bildet ein sanftes Gegengewicht zur aktiven Hand. Zuletzt umfassen Sie mit der unteren Hand die Fußknöchel und strecken leicht die Beine Ihres Babys. Dann setzten Sie die streichende Bewegung vom Nacken über Rücken und Po bis zu den Füßen fort.

Den Rücken quer massieren

1 Dieser Massagegriff fällt besonders leicht, wenn Ihr Baby quer vor Ihnen ruht. Legen Sie Ihre eingeölten Hände flach nebeneinander auf seine Schulterblätter. Nun streichen Sie mit den Händen im Wechsel vor und zurück: Während eine Hand sich vorwärts bewegt, ziehen Sie die andere zurück.

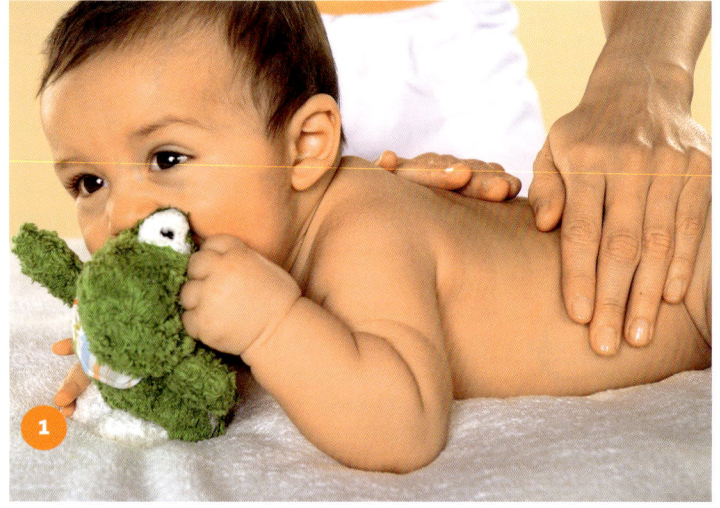

Lassen Sie Ihre Hände langsam vom Nacken zum Po und wieder zurück wandern. Wenn Ihr Kind längs vor Ihnen liegt, drehen Sie Ihre Hände ein und legen sie so auf seinen Rücken, dass Ihre Fingerspitzen zueinander zeigen. Nun können Sie sie ebenfalls in Zick-Zack-Bewegungen zwischen Nacken und Po hin- und herwandern lassen.

Diagonales Streichen

2 Legen Sie Ihre Hände flach nebeneinander mittig auf den Rücken Ihres Babys. Wenn Ihr Baby längs vor Ihnen liegt, streichen Sie nun mit Ihrer rechten Hand zu seiner rechten Schulter und gleichzeitig mit Ihrer linken Hand zur linken Pobacke. Kehren Sie zur Mitte zurück und streichen Sie im Anschluss mit der linken Hand zur linken Schulter und mit der rechten Hand zur rechten Pobacke.

Wenn Ihr Baby quer liegt, läuft die Bewegung Ihrer Hände ganz genauso ab, nur streicht dann eine Hand im Wechsel zu den Schultern und die andere Hand jeweils zur gegenüberliegenden Pobacke.

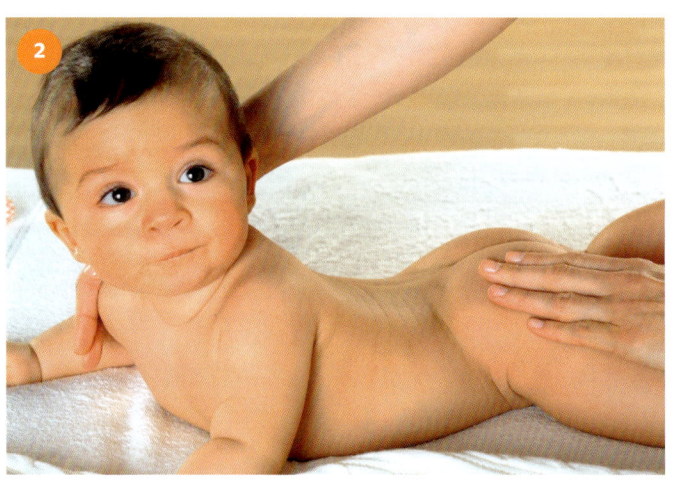

Zum Abschluss: Ruhe schenken

Zum Abschluss der Massage können Sie deren beruhigende Wirkung verstärken, indem Sie Ihrem Baby noch etwas Zeit geben, Ihren Berührungen nachzuspüren.

Dabei liegt Ihr Baby zuerst noch auf dem Bauch vor Ihnen. Streichen Sie nun ganz leicht und langsam mit beiden Händen vom Scheitel bis zu den Füßen über seinen Körper. Ihre Hände brauchen den Körper dabei fast nicht zu berühren. Stellen Sie sich vor, wie Sie mit der Bewegung Ihr Kind in Ihre Zärtlichkeit einhüllen.

Dann drehen Sie Ihr Baby vorsichtig um und wiederholen dieses »Einhüllen« auch auf der Körpervorderseite: Streichen Sie mit beiden Händen vom Scheitel seitlich über die Ohren und dann über Brust, Bauch und Beine bis zu seinen Füßchen.

3 Zuletzt legen Sie Ihre Hände sanft auf seinen Körper, damit es noch einen Moment ihre Wärme spüren kann. Sie können die Hände nebeneinander auf den Brustkorb legen, sie auf Brust und Bauch ruhen lassen oder auch sein Köpfchen und seine Füße durch diese Berührung verbinden. Folgen Sie Ihrer Intuition und schenken Sie Ihrem Baby dabei ein Lächeln und Ihre ganze Liebe.

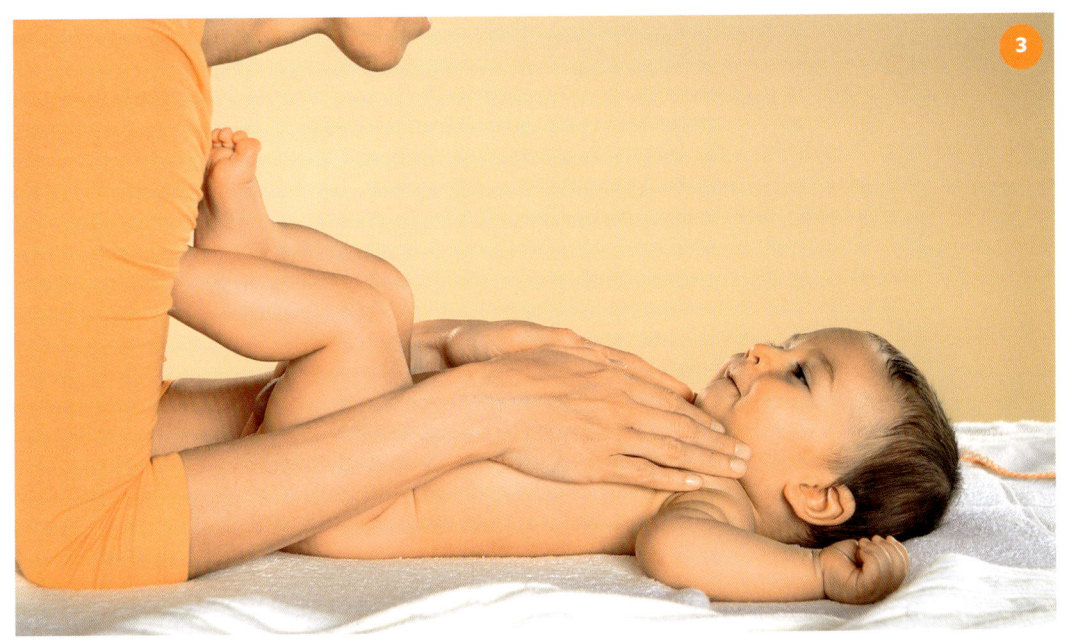

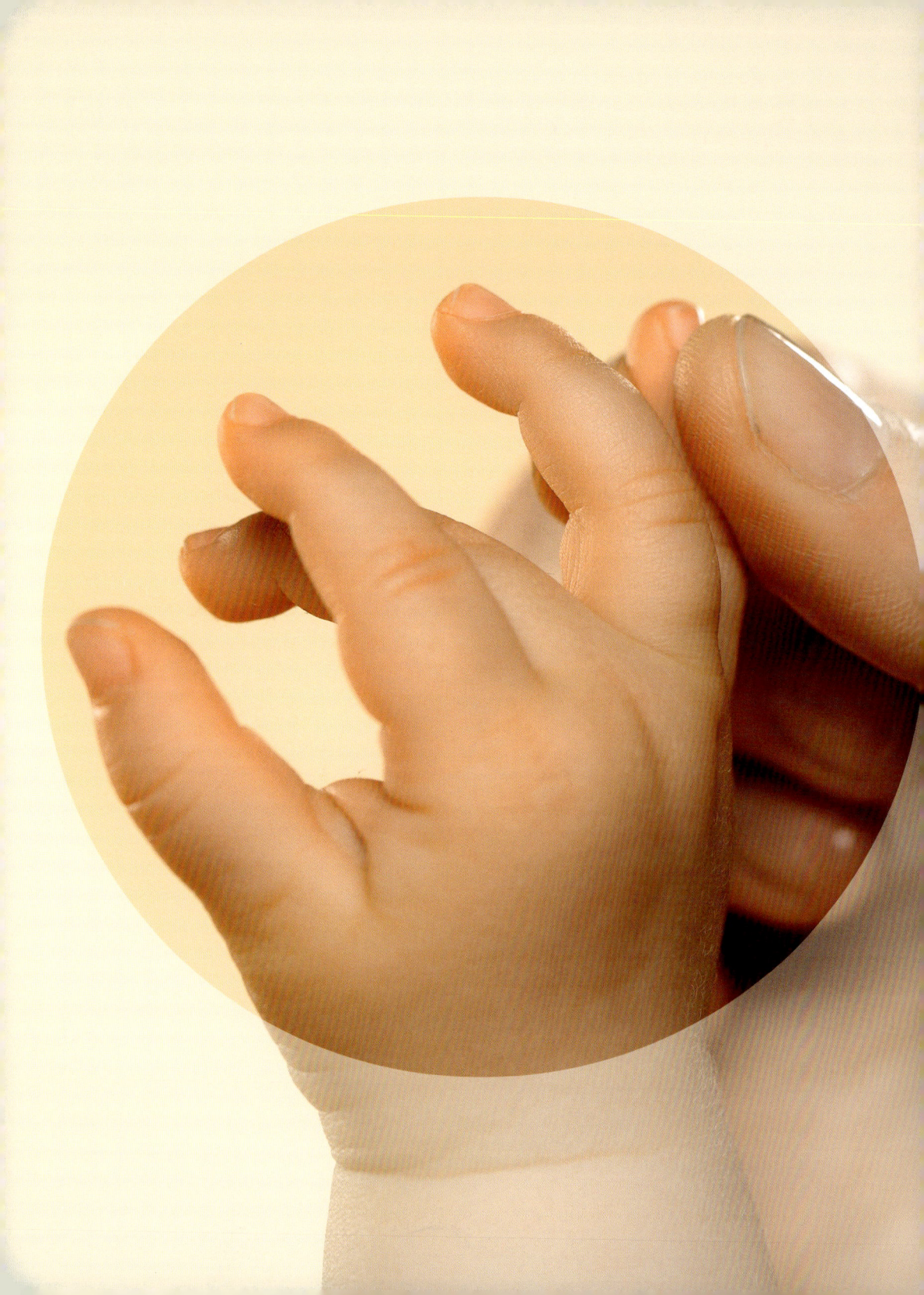

Sanfte Massagen bei Beschwerden

Entspannter mit Beschwerden umgehen

Verschiedene Elemente aus der Babymassage können Sie auch gut dafür einsetzen, leichte Beschwerden Ihres Babys zu lindern und bei alltäglichen Babykrankheiten die Heilung zu unterstützen. Und auch dann, wenn die Massage vielleicht nicht direkt gegen die Beschwerden selbst hilft, kann sie fast immer dazu beitragen, dass damit verbundene Schmerzen erträglicher werden.

Hilfe für das Baby und die Eltern

Vor allem beim ersten Kind ist es für die jungen Eltern schwer zu ertragen, ihr Baby leiden zu sehen und nichts dagegen unternehmen zu können. Die Massage gibt ihnen die Möglichkeit, ihrem Baby durch gezielte Berührungen zu zeigen, dass sie da

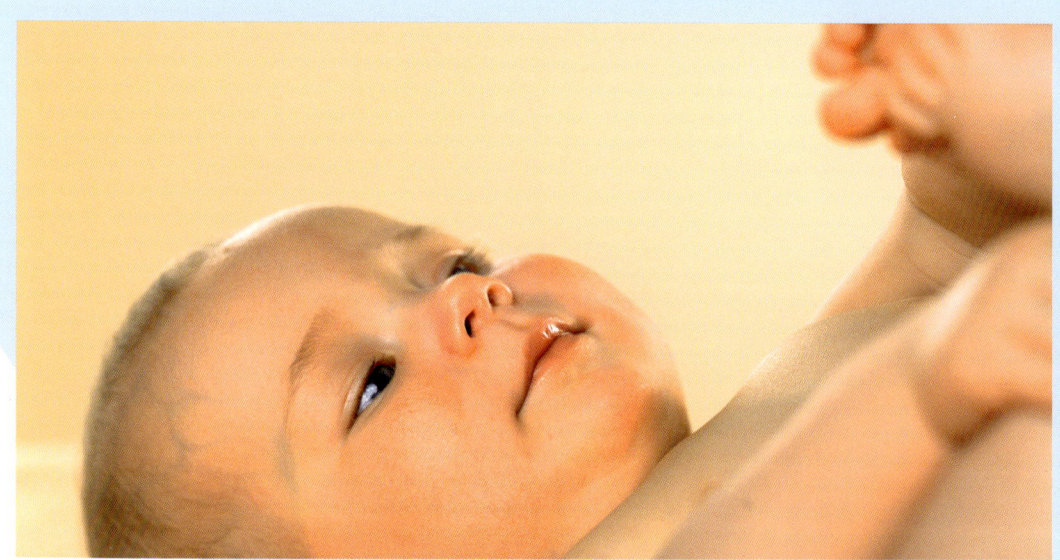

Bei vielen kleinen Beschwerden helfen Massagen oft besser als Medizin.

sind und sich um sein Wohlergehen sorgen. Bei kleineren Wehwehchen reicht oft schon diese konzentrierte Aufmerksamkeit aus, um das Baby weniger leiden und weinen zu lassen.

Die Massage hilft dabei jedoch nicht nur dem Baby: Viele Eltern können entspannter mit den Beschwerden ihres Babys umgehen, wenn sie spüren, dass sie dazu beitragen können, dass es ihm schneller wieder besser geht. Sie fühlen sich weniger hilflos und reagieren nicht so schnell mit Erschöpfung oder Gereiztheit, wenn das Baby sich einfach nicht beruhigen lässt.

So können sie auch besser auf seine wirklichen Bedürfnisse eingehen – und nicht zuletzt profitiert natürlich auch das Baby davon, wenn sich seine Eltern trotz seines Schreiens ruhig und kompetent um seine Probleme kümmern.

Möglichkeiten und Grenzen der Babymassage

Je kleiner ein Baby ist, desto schneller kann ein Wechsel zwischen Wohlbefinden und Unwohlsein auftreten und desto schneller können sich auch viele Erkrankungen entwickeln. Wenn Sie den Verdacht haben, dass Ihr Kind ernstlich krank ist, sollten Sie auf jeden Fall zuerst den Kinderarzt aufsuchen, bevor Sie versuchen, mit eigenen Mitteln die Beschwerden zu lindern! Dies gilt vor allem dann, wenn Fieber auftritt.

Massagen eignen sich jedoch sehr gut zur Linderung der alltäglichen Beschwerden, die jedes Baby in den ersten Lebensmonaten durchlebt. Ob Blähungen, Unruhe, Probleme beim Zahnen oder Schlaflosigkeit: Mit einer kleinen Massage und den richtigen Hausmitteln können Sie in solch einfachen, aber für Ihr Baby doch sehr unangenehmen Situationen helfend eingreifen. Zusammen mit den bewährten Tipps und Hausmitteln, die Sie ebenfalls auf den folgenden Seiten finden werden, können Sie so schon bei den ersten Anzeichen von Unwohlsein aktiv werden, um schlimmeren Beschwerden vorzubeugen und Ihrem Baby schnell Linderung zu verschaffen.

Blähungen und Verstopfung

Gerade bei Blähungen und Bauchschmerzen sind Babymassagen *das* Mittel der Wahl. Untersuchungen zeigen, dass in Gesellschaften, in denen die Babymassage zur regelmäßigen Säuglingspflege gehört, weitaus seltener Dreimonatskoliken auftreten. Eine sanfte Massage ist ideal, um die Verdauung anzuregen und Spannungen im Bäuchlein abzubauen. Wichtig ist, dass Sie im Uhrzeigersinn massieren, da der Dickdarm in dieser Richtung verläuft. So hilft die Massage, drückende Gase aus dem Darm zu lösen. Die Bauchmassage führt häufig dazu, dass sich das Baby danach entleert.

Die Wirkung der Bauchmassage wird noch unterstützt, wenn Sie dafür ein aromatisiertes Massageöl verwenden (vorher die Hautverträglichkeit testen, siehe dazu S. 33). Die ideale Mischung: je 1 Tropfen ätherisches Fenchel- und Kamillenöl auf 50 Milliliter Aprikosenkernöl.

Den Bauch ausstreichen

Legen Sie Ihr Baby auf den Rücken vor sich hin und heben Sie seine Beinchen mit einer Hand an, um die Bauchdecke zu entspan-

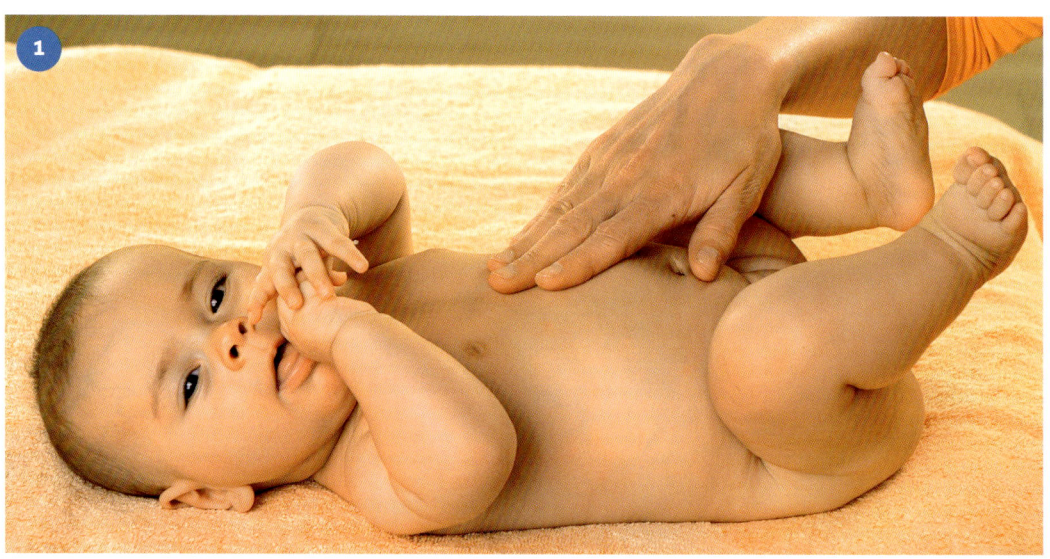

nen. Dann streichen
Sie mit der anderen
Hand in einer lang-
samen und gleich-
mäßigen Bewegung
von oben nach unten
über den Bauch Ihres
Babys.

Bauchspirale

1 Streichen Sie dann
mit der flachen Hand
im Uhrzeigersinn um
den Bauchnabel. Be-
ginnen Sie mit gro-
ßen Kreisen über den ganzen Bauch, die
Sie nach und nach kleiner werden lassen.
Zum Abschluss können Sie Ihre Hand für
kurze Zeit auf dem Nabel liegen lassen, um
dem Bauch Wärme zu spenden.

Hin und her

2 Bei dieser Massage liegen Ihre Hände
zunächst unterhalb des Bauchnabels flach
übereinander, die linke Hand auf der rechten. Nun streichen Sie mit der linken Hand

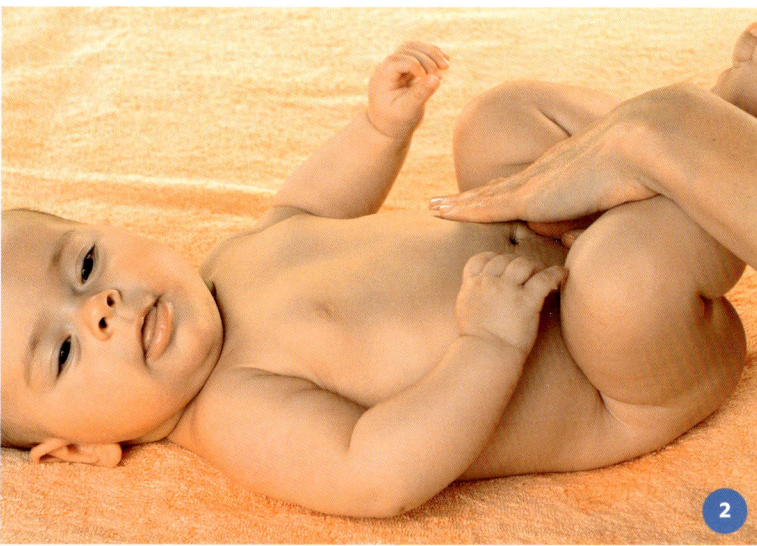

in einem Kreisbogen **gegen** den Uhrzeigersinn um den Nabel herum. Die rechte Hand
folgt der linken, bis beide wieder unterhalb
des Nabels angelangt sind. Nun liegt aber
die rechte Hand oben, die dann – gefolgt
von der linken Hand – **im** Uhrzeigersinn
einen Kreisbogen um den Nabel herum
beschreibt. Die Bewegung sollte langsam
und rhythmisch ausgeführt werden und die
Massage mit einem Kreisbogen im Uhrzeigersinn enden.

Was sonst noch hilft

Genauso, wie das Stillkind Bauchschmerzen bekommen kann, wenn die Mutter blä-
hende Nahrungsmittel zu sich nimmt, hilft es Babys Verdauung, wenn die Mutter
entblähende Tees mit Fenchel oder Kümmel trinkt. Auch Bockshornkleesamen wirken sich über die Muttermilch positiv auf den Babybauch aus.

Ängste und Unruhe

Regelmäßige Babymassagen sind ideal, um die Bindung zwischen Mutter und Kind zu stärken und ängstlichen, unsicheren Kindern mehr Vertrauen zu schenken. Je ausgiebiger der Körperkontakt ist, desto schneller werden Ängste abgebaut – es empfiehlt sich daher, Ihr Baby beim Massieren auf Ihre Beine zu legen.

Wenn ansonsten ausgeglichene Babys auf einmal nervös oder ängstlich werden, sollten Sie zunächst nach möglichen Ursachen suchen: Schmerzen, eine volle Windel, Hunger oder ein erschreckendes Erlebnis können Säuglinge stark aus dem Gleichgewicht bringen.

Treten Unruhe und Furchtsamkeit jedoch öfter auf, sind Massagen mit dem Zusatz von 1 bis 2 Tropfen Lavendel oder Rose (auf 50 Milliliter Basisöl) ideal. Diese ätherischen Öle entfalten eine beruhigende, harmonisierende Wirkung. Gerade bei ängstlichen Babys ist es jedoch besonders wichtig, mit ruhigen, langsamen Bewegungen zu massieren und dabei entspannt und tief zu atmen.

Sanftes Streichen

Bringen Sie Ihr Baby in die Rückenlage. Dann streichen Sie mit der flachen Hand von seiner Brust über seinen Bauch bis zu den Beinchen. Wechseln Sie die Hände dabei rhythmisch: Sobald die eine Hand die Bewegung vollendet hat, setzt die andere erneut an der Brust mit der Massage an.

Nach einigen Wiederholungen drehen Sie Ihr Baby in die Bauchlage und wiederholen das Streichen von den Schultern über Rücken und Po bis zu den Beinen. Wenn Ihrem Baby die Bewegung gefällt, können Sie sie auch weiter ausdehnen und vom Köpfchen über den gesamten Körper bis zu den Füßen streichen – doch Vorsicht: Im Bereich des Gesichts dürfen Sie keine ätherischen Öle verwenden!

Tipp
Falls Ihr Kind zu den Babys gehört, die sich nur durch ausdauerndes Geschaukeltwerden beruhigen, können Sie sich endlose Runden durchs Wohnzimmer vielleicht auf diese Weise ersparen: Setzen Sie sich auf einen bequemen (Schaukel-)Stuhl, legen Sie Ihr Baby in Bauchlage auf Ihre Oberschenkel (falls nötig, das Köpfchen stützen) und schaukeln Sie es langsam auf Ihren Beinen auf und ab.

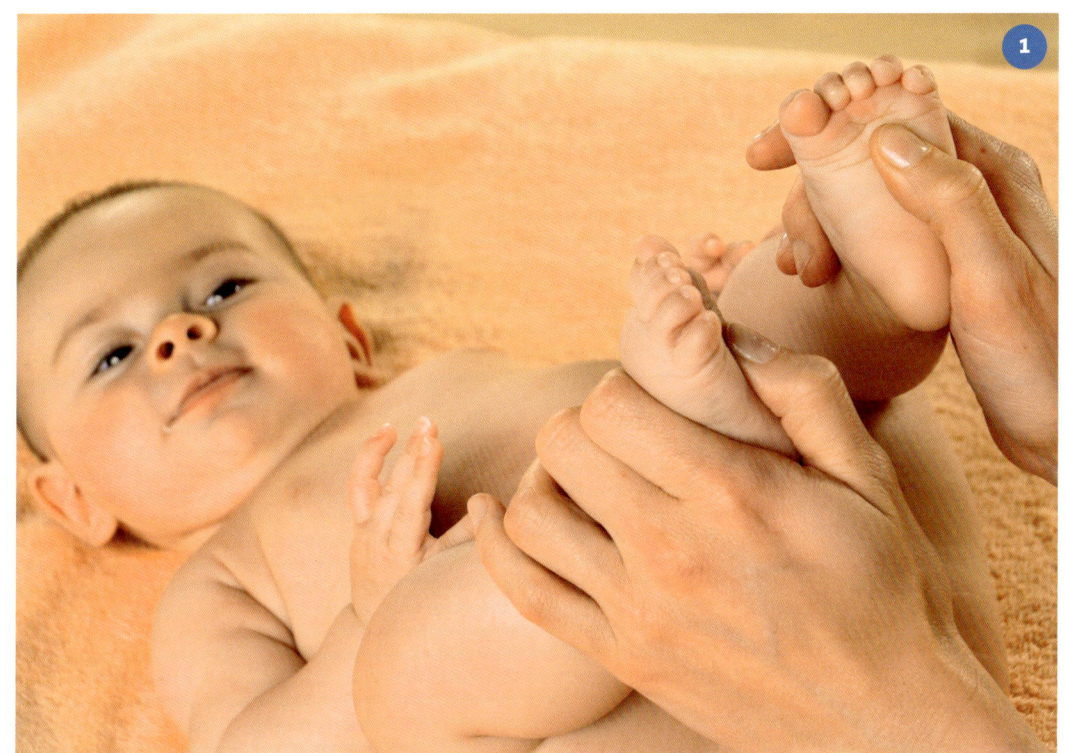

Entspannende Fußmassage

1 Bei dieser Fußmassage massieren Sie gleichzeitig beide Füßchen Ihres Babys. Beginnen Sie, indem Sie die Füße umfassen und ein paar Mal sanft mit Ihren Händen vom Fußgelenk bis zu den Zehen gleiten, um Ihr Baby auf die Massage einzustimmen.

Dann nehmen Sie seine großen Zehen zwischen Ihre Zeigefinger und Daumen und streichen die Zehen mit einigen sanften Druckbewegungen vom Ballen bis zur Spitze aus.

Als Nächstes streichen Sie mit Ihren Fingerspitzen vom Knöchel bis zu den Zehen über den Fußrücken Ihres Babys. Führen Sie die Bewegung zart und langsam durch, aber achten Sie darauf, Ihr Baby dabei möglichst nicht zu kitzeln. Wiederholen Sie dies mehrere Male.

Zuletzt umfassen Sie die Füßchen so, dass Sie mit Ihren Daumen behutsam vom Ballen bis zur Ferse mit kleinen, drückenden Bewegungen die Fußsohlen massieren können. Massieren Sie dabei jeweils vom Ansatz jedes Zehs bis zur Ferse.

Zahnen

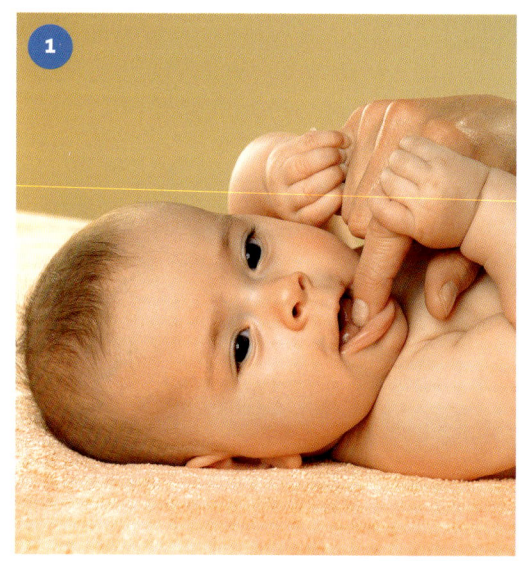

Wenn Ihr Baby ständig auf seinen Fingern kaut, plötzlich alles in den Mund steckt, gerötete Wangen hat und ungewöhnlich viel sabbert, ist es wohl bald so weit: Die ersten Zähnchen sind auf dem Weg. Zwischen dem vierten und zwölften Monat leiden die meisten Babys (und ihre Eltern) mal mehr und mal weniger darunter, dass das Durchbrechen der Zähne sehr schmerzhaft werden kann. Beißringe und das Herumkauen auf so ziemlich allem, was sich in den Mund stecken lässt, helfen Ihrem Baby die Schmerzen zu lindern – und sie können zudem dazu beitragen, dass das Zahnen schneller vorübergeht. Doch auch kleine Massagen unterstützen diesen Effekt hervorragend: Und dafür benötigen Sie noch nicht einmal ein Massageöl.

Zahnfleisch massieren

1 Wenn Ihr Baby es zulässt, können Sie sanft mit der Fingerkuppe sein Zahnfleisch massieren. Achten Sie dabei besonders auf kurze Fingernägel, um Ihr Kind nicht zu kratzen. Manche Babys wollen sich zwar im Mund nicht gerne massieren lassen, kauen dafür aber umso lieber auf den angenehm weichen Fingern von Mami oder Papi herum – da der Effekt der gleiche ist, können Sie in diesem Fall auch ruhig einmal Ihrem Baby die »Arbeit« bei der Massage überlassen.

Bitte beachten

Wenn Babys Zahnfleisch oder Gaumen sich schon gerötet oder gar entzündet hat, ist es besonders wichtig, dass Sie sich stets gut die Hände mit Seife waschen, bevor Sie das Zahnfleisch massieren oder Ihr Baby auf Ihren Fingern herumkauen lassen. Die Rötung verschwindet schneller, wenn Sie die betreffenden Stellen mit Kamillentee betupfen.

Kleine Rüttelmassage

Massieren Sie mit Ihrer Daumenkuppe oder der Spitze des Zeigefingers mit einem behutsamen Rütteln um die Lippen Ihres Babys herum. Folgen Sie dabei Stück für Stück dem Innenrand der Kiefer. Dadurch massieren Sie genau die Bereiche, in dem die neuen Zähne durchbrechen.

Kiefermassage

Die Schmerzen beim Zahndurchbruch können oft in den Kiefer ausstrahlen und manche Babys kauen in dieser Zeit auch so intensiv auf allen möglichen Dingen, dass es sich ohnehin empfiehlt, den Kiefer in die Massage mit einzubeziehen.

2 Massieren Sie mit Ihren Fingerspitzen in kleinen, kreisenden Bewegungen vom Kinn bis zu den Ohren. Dann massieren Sie – weiterhin mit kreisenden Bewegungen – auch sanft die Kiefergelenke.

Lippen ausstreichen

Streichen Sie mit Ihren Fingern dicht oberhalb der Oberlippe von der Nase bis zu den Mundwinkeln nach außen. Dann wiederholen Sie das Ausstreichen ebenso von der Mitte des Kinns dicht unterhalb der Unterlippe bis zu den Mundwinkeln. Benutzen Sie falls nötig ein paar Tropfen Mandelöl, mit dem Sie Ihre Fingerspitzen betupfen.

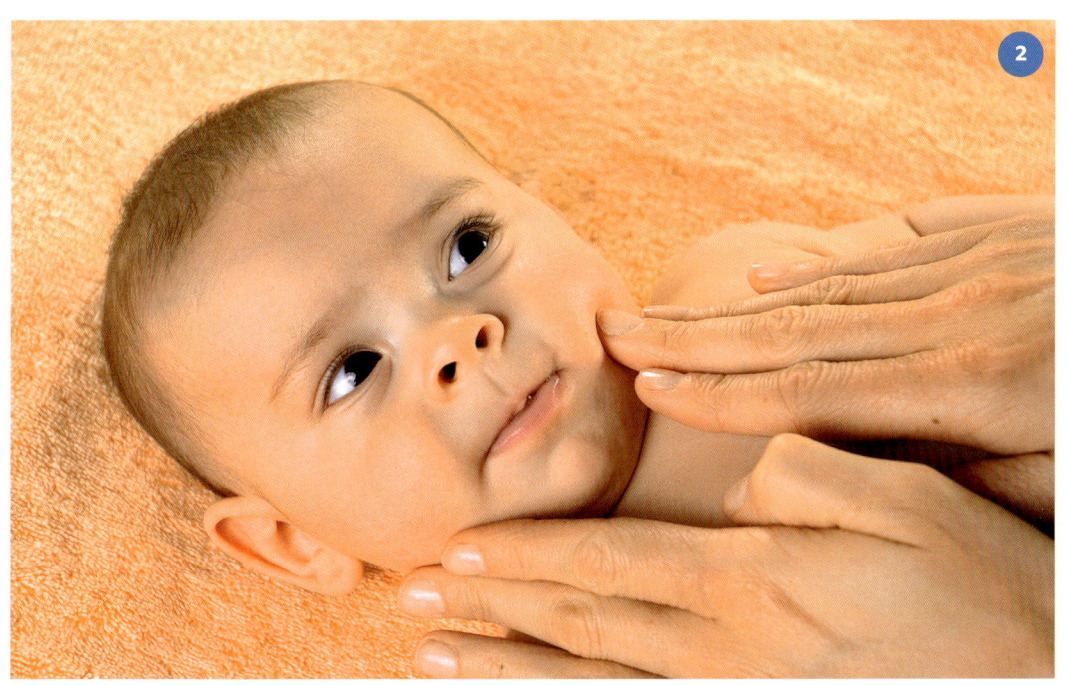

Schnupfen

Babys leiden wesentlich häufiger als Erwachsene unter kleinen und größeren Erkältungen – und vor allem Schnupfen und eine verstopfte Nase machen ihnen oft zu schaffen. In Schnupfenzeiten ist es besonders wichtig, für viel frische Luft zu sorgen und die Kleinen vor Belastungen wie Zigarettenrauch, Staub oder Abgasen zu schützen. Kurze, sanfte Gesichtsmassagen können dabei helfen, den Schleim in Nase und Nebenhöhlen zu lösen und abzutransportieren. Außerdem stimulieren sie auf sanfte Weise bewährte Akupressurpunkte, die die Entzündung der Schleimhäute lindern und ebenfalls dazu beitragen, dass das Nasensekret besser abfließen kann. Babys reagieren so sensibel auf die Behandlung von Akupressurpunkten, dass hierfür kein gezielter Druck nötig ist, sondern allein schon eine sanfte, kreisende Massage im entsprechenden Bereich wirksam ist.

Die Augenbrauen ausstreichen
Oberhalb der Nasenwurzel liegen am Ansatz der Augenbrauen zwei wichtige Punkte, die dabei helfen, die Stirnhöhlen zu befreien.

Legen Sie Ihre Daumen über der Nasenwurzel zusammen und streichen Sie die Augenbrauen und den Bereich darüber mehrmals vom Ansatz der Augenbrauen bis zu den Schläfen hin aus.

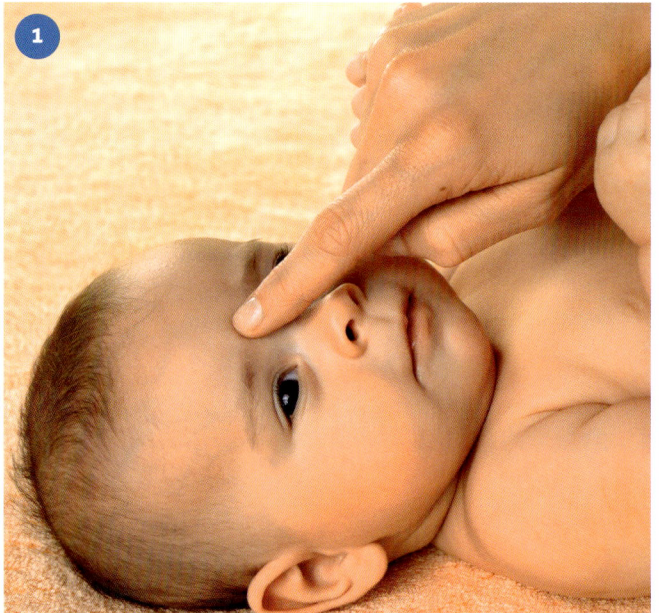

1 Zusätzlich können Sie den Bereich genau zwischen dem Ansatz der Augenbrauen ohne Druck mit der Zeigefingerspitze in kleinen kreisenden Bewegungen massieren – dort liegt ein weiterer Akupressurpunkt, der die Heilung noch unterstützen kann.

Die Nase ausstreichen
Als Nächstes streichen Sie mit den Fingerspitzen langsam und fließend von der Nasenwurzel über die Nasenflügel

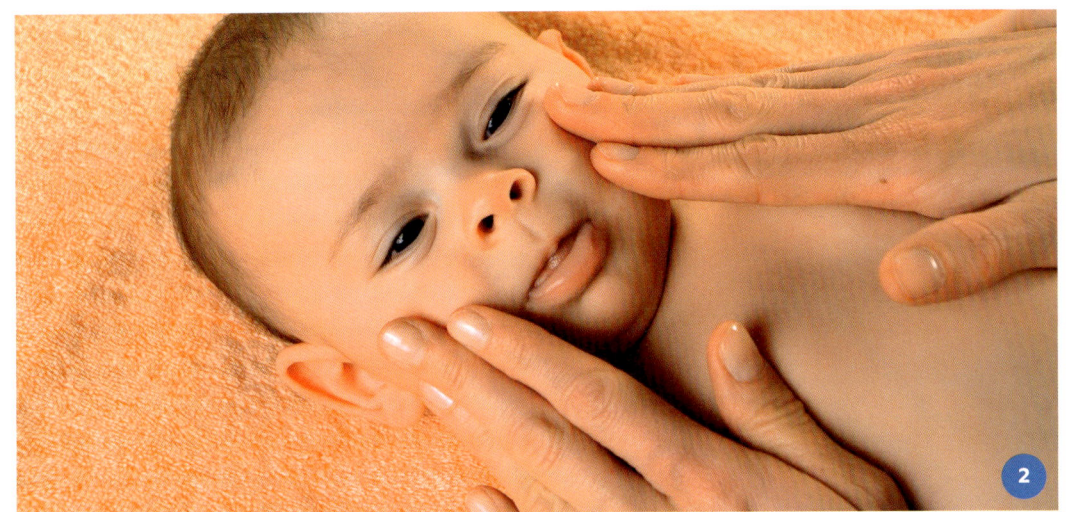

abwärts in Richtung der Mundwinkel. Links und rechts der unteren Nasenflügel liegen ebenfalls zwei Akupressurpunkte, die Sie durch sanftes Kreisen mit den Fingerspitzen hervorragend anregen können. Sie unterstützen die Heilung und tragen dazu bei, dass die Nase schneller wieder frei wird. Verbinden Sie das Streichen und Kreisen, und wiederholen Sie es zwei- bis dreimal.

Auf den Wangen kreisen

2 Zuletzt können Sie die Wangen massieren. Zeichnen Sie dafür mit den Fingerspitzen Kreise auf die Wangen, die an den Nasenflügeln beginnen, nach außen und dann nach oben verlaufen und sich schließlich entlang der Nasenflügel von oben nach unten wieder schließen. Wiederholen Sie dies mehrmals langsam und fließend.

Massage mit Cajeput

Im Gesicht sollten Sie grundsätzlich keine ätherischen Öle verwenden! Doch eine sanfte Brustmassage mit 1 bis 2 Tropfen Cajeput (auf 50 Milliliter Basisöl) ist oft sehr hilfreich. Cajeput ist eines der mildesten ätherischen Öle und wird meist auch von zarter Babyhaut gut vertragen. Es hilft gegen Erkältungen, Husten und Muskelschmerzen. Ein kleiner Allergietest (siehe dazu S. 33) zeigt, ob Sie die Ölmischung verwenden dürfen.

Neurodermitis

Viele Babys leiden unter trockenen, schuppigen Ekzemen und schlimmem Juckreiz. Neurodermitis kann die ersten Lebensjahre eines Kindes zur Qual machen. Je kleiner Kinder sind, desto schwieriger ist die Situation auch für die Eltern: Sie müssen ihre Babys davon abhalten, sich aufzukratzen und können oft wenig gegen die unangenehmen Ausschläge unternehmen. Viel Pflege ist für die sehr trockene Haut bei Neurodermitis besonders wichtig. Durch Ölmassagen werden der gestressten Haut wichtige Nährstoffe zugeführt.

Grundsätzlich können Sie bei Neurodermitis alle vorgestellten Massagetechniken gut einsetzen. In rissigen, entzündeten Hautbereichen sollte die Massage jedoch besonders behutsam sein, nicht mehr als ein liebevolles Streicheln. Wichtiger als eine spezielle Massagetechnik ist bei Neurodermitis die Auswahl des Massageöls: Je hochwertiger und pflegender das Öl ist, desto besser. Zusätzlich zu den Massageölen, die

Sie bereits kennengelernt haben, eignen sich die folgenden Öle besonders gut für die Massage bei Neurodermitis.

Nachtkerzenöl

Dieses Öl wird durch Kaltpressung aus den Samen der Pflanze gewonnen und ist für seinen hohen Gehalt an Gamma-Linolensäure bekannt. Obwohl Nachtkerzenöl häufig in Kapseln zum Einnehmen angeboten wird, kann es auch direkt auf die Haut aufgetragen seine heilsame Wirkung entfalten. Nachtkerzenöl beruhigt und regeneriert die Haut und verbessert die Hautstruktur.

Anwendung: Für ein pflegendes Massageöl mischen Sie 10 Milliliter Nachtkerzenöl mit 40 Milliliter Jojobaöl oder süßem Mandelöl (vor allem die Mandelölmischung sollte rasch verbraucht werden).

Johanniskrautöl

Es wirkt entzündungshemmend, beruhigend und regeneriert trockene, rissige Haut. Zwei Dinge gilt es bei der Massage damit zu beachten: Erstens erhöht Johan-

---

Info

Ihr Kinderarzt kann Ihnen wichtige Tipps zur Hautpflege bei Neurodermitis geben. Auch das Auftragen spezieller Salben können Sie als »Massageeinheit« nutzen, um Ihrem Kind Wärme und Nähe zu schenken.

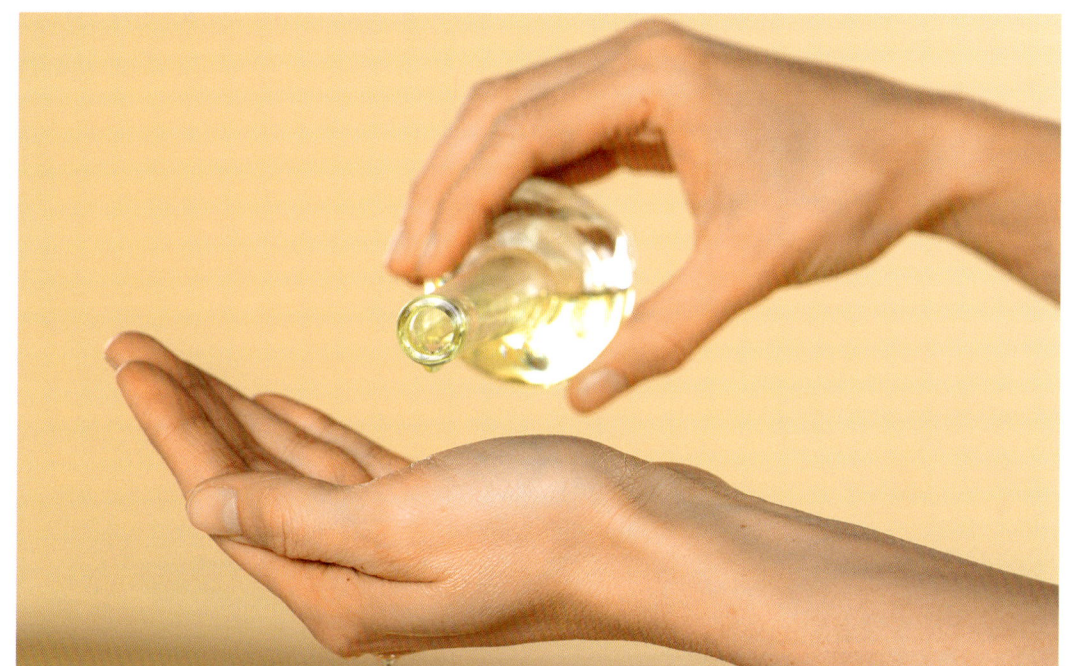

Die richtige Ölmischung lindert Juckreiz und Entzündungen.

niskrautöl die Lichtempfindlichkeit der Haut – vor allem bei häufiger Verwendung ist der Sonnenschutz für Babys Haut daher noch wichtiger als sonst.

Und zweitens färbt das leuchtend rote Öl zwar nicht so sehr die Haut, aber dafür alle Textilien – verwenden Sie deshalb besser nicht Ihre schönsten weißen Handtücher als Unterlage.

Anwendung: Auch Johanniskrautöl sollten Sie nicht pur, sondern gemischt mit Mandel- oder Jojobaöl verwenden: Geben Sie dafür 5 Milliliter Johanniskrautöl auf 50 Milliliter Mandel- oder Jojobaöl.

Hanföl

Es ist durch seinen hohen Anteil an ungesättigten Fettsäuren ein hervorragendes Pflegeöl. Im Gegensatz zum Harz der Hanfpflanze enthalten ihre Samen und das Öl keine berauschenden Inhaltsstoffe, dafür aber wertvolle Gamma-Linolensäure. Ihr Gehalt ist zwar geringer als im Nachtkerzenöl, dafür hat Hanföl den Vorteil, dass es günstiger ist. Kaufen Sie nur kalt gepresstes Öl aus biologischem Anbau.

Anwendung: Da Hanföl ein Speiseöl ist, können Sie es bedenkenlos pur für die Massage verwenden.

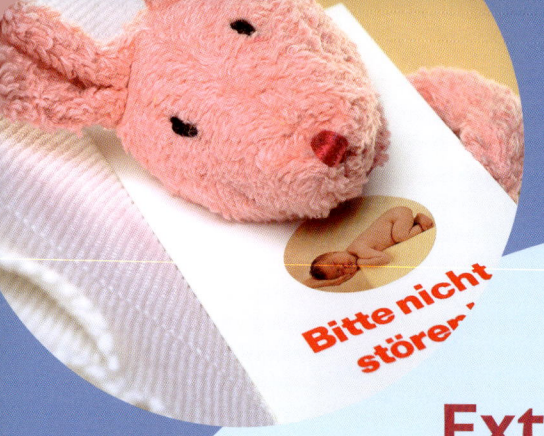

Extra:
Schlaf Kindlein, schlaf

Regelmäßige Massagen verbessern den Schlafrhythmus Ihres Säuglings quasi automatisch. Die entspannende Wirkung erleichtert das Einschlafen und fördert sogar das Durchschlafen. Wenn Ihr Baby schlecht schläft, empfiehlt es sich jedoch, die Massage gezielt als tägliches Einschlafritual zu gestalten, das Sie immer vor dem Schlafengehen durchführen.

Achten Sie dann unbedingt darauf, sanft und beruhigend zu handeln: Massieren Sie dazu immer vom Herzen weg und mit besonders langsamen, harmonischen Bewegungen.

Das A und O: der richtige Rhythmus

Ganz anders als Erwachsene unterscheiden Neugeborene in ihrem Schlafrhythmus noch nicht zwischen Tag und Nacht. Zwar kommen sie auf 14 bis 20 Stunden Schlaf pro Tag, aber dieser ist auf viele kurze Schlafphasen von zwei bis vier Stunden verteilt. Das nächtliche Durchschlafen lässt sich nicht erzwingen: Vor allem in den ersten Lebensmonaten haben Säuglinge auch nachts Hunger und reißen dafür ihre Eltern aus dem Schlaf. Dennoch haben auch Neugeborene meist einen relativ regelmäßigen Rhythmus zwischen Hunger-, Wach- und Schlafphasen. Viele Babys haben in Abständen zwischen einer und eineinhalb Stunden eine Phase, in der sie müde werden und entsprechend schneller einschlafen. Beobachten Sie

Ihr Baby, um seine individuellen Schlafphasen zu erkennen, und versuchen Sie, es regelmäßig in diesen Zeitfenstern zum Schlafen hinzulegen.

Ein strikter Rhythmus hilft zudem sehr dabei, Ihr Baby schneller an den Nachtschlaf zu gewöhnen: Etablieren Sie einen regelmäßigen Tagesablauf und ziehen Sie klare Grenzen zwischen Tag und Nacht. Achten Sie darauf, bei nächtlichen Wachphasen so wenig Licht wie möglich zu machen und verzichten Sie auf Spielchen und alles, was Ihr Baby wach und munter macht, um die nächtliche Ruhe so wenig wie möglich zu stören – so kann Ihr Baby schneller wieder in den Schlaf zurückfinden.

Bitte nicht stören!

Laute Diskussionen, ständiges Kommen und Gehen im Zimmer und jede Art von Unruhe stören Babys beim Schlafen. »Normale« Lebensgeräusche wie Unterhaltungen, die Geräusche von Küchengeräten oder das Klappern des Geschirrs beim Abspülen stören die meisten Babys dagegen nicht, sondern geben ihnen die beruhigende Gewissheit, dass das Leben seinen normalen Gang geht. Schleichen Sie also nicht auf Zehenspitzen durchs Haus, nur weil Ihr Baby schläft – aufwachen wird es ohnehin von Zeit zu Zeit, und bei erzwungener Stille vielleicht sogar noch schneller als sonst.

Kleine (Massage-) Rituale lassen Kinder besser schlafen.

Ein kleines Einschlafritual

Vielleicht haben Sie auch schon von Babys gehört, die nur bei Autofahrten einschlafen. Solche eher anstrengenden Aktivitäten sollten Sie als Einschlafritual natürlich besser meiden, denn schließlich können Sie nicht die ganze Nacht mit dem Auto um den Block fahren. Halten Sie das Ritual so einfach wie möglich. Dabei hilft der folgende Ablauf, den Sie jedoch ruhig an Ihre eigenen Bedürfnisse anpassen sollten:

- Füttern Sie Ihr Baby, damit es schön satt ist, denn Hunger macht wach. Achten Sie darauf, dass es ein Bäuerchen macht, denn auch Blähungen verursachen schlechten Schlaf.
- Erledigen Sie alle eventuell noch anfallenden Aktivitäten wie Nabelpflege oder bei älteren Kindern Zähne putzen. Lüften Sie nochmals durch und kuscheln Sie dann eine Runde mit Ihrem Kind.
- Nach dieser kleinen Verdauungspause folgt eine kurze Babymassage.
- Zuletzt wickeln Sie Ihr Baby, kleiden es für die Nacht (ein Schlafanzug unterstützt die Bedeutung des Schlafengehens) und tragen es in sein Bettchen. Singen Sie ihm ein Gutenachtlied (am besten immer dasselbe) und verabschieden Sie es mit einem Küsschen ins Reich der Träume.
- Denken Sie daran, dass Gefühle und Stimmungen ansteckend sind. Je ruhiger und gelassener Sie bleiben, desto besser.

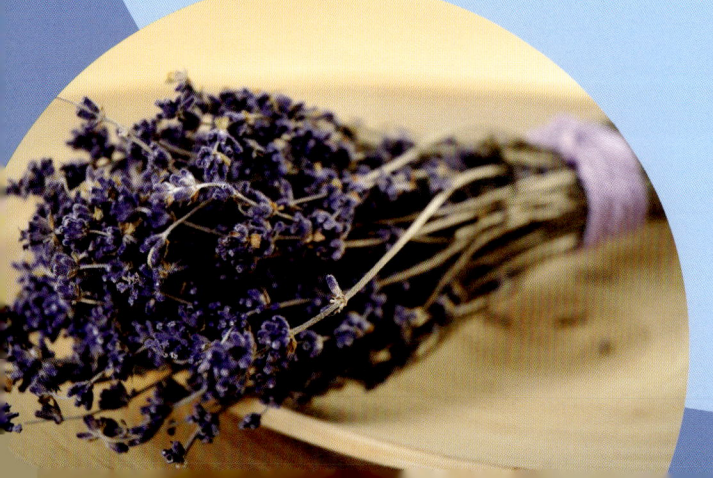

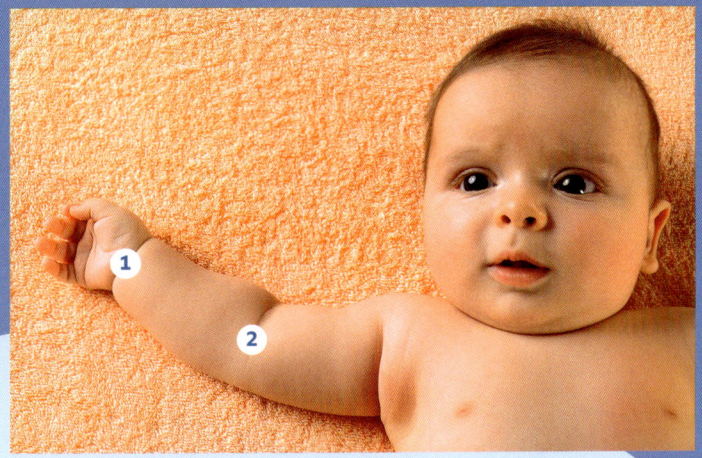

Entspannende Armmassage

An den Handgelenken (1) und in der Ellenbeuge (2) befinden sich Akupressur- punkte, die entspannend wirken und das Einschlafen unterstützen. Halten Sie mit einer Hand das Händchen Ihres Babys und strecken Sie leicht seinen Arm. Streichen Sie dann mit der anderen Hand langsam und gleichmäßig von der Schulter bis zur Hand über den Arm, erst an der Innen-, dann an der Außenseite. Danach umfassen Sie den Ellenbogen Ihres Babys und kreisen behutsam mit Ihrem Daumen auf dem äußeren Bereich der Ellenbeuge. Mas- sieren Sie dann auch die Innenseite seines Handgelenks (auf der Seite des kleinen Fingers) mit sanften Kreisbewegungen. Legen Sie den Arm Ihres Babys ab und wiederholen Sie das Ganze auch am anderen Arm.

Info

Bei Schlafproblemen eignen sich Massageöle, die mit Lavendel, Kamille oder Rose aromatisiert sind, besonders gut. Doch achten Sie auf die Dosierung — schon 1 Tropfen auf 50 Milliliter Basisöl genügt für zarte Kinderhaut. Auch das klassische Lavendelsäckchen verhilft zu süßen Träumen.

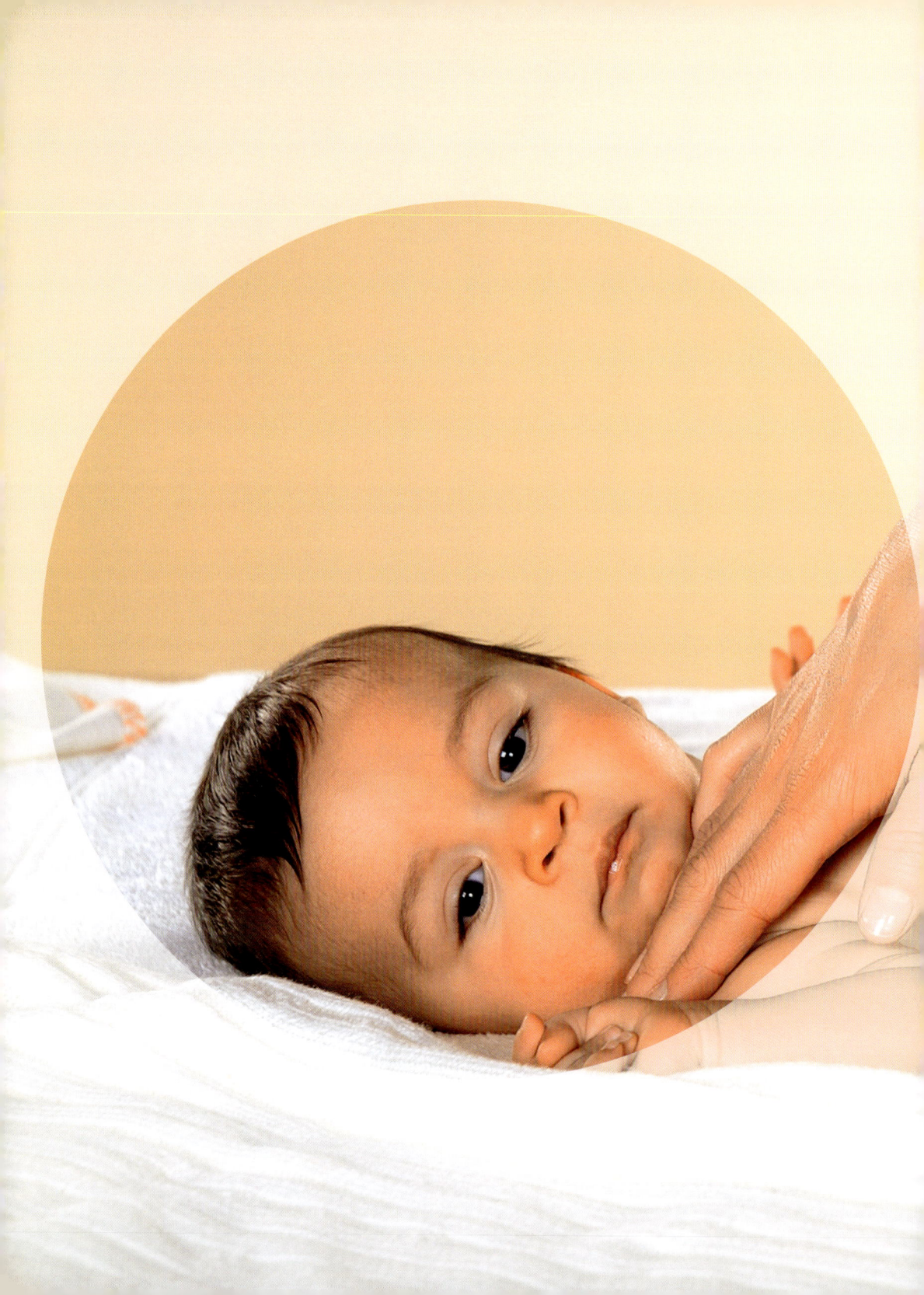

Mini-Massagen und Berührungsspiele

Kreative Massagespiele

Wer sagt eigentlich, dass Babymassage eine ernste Angelegenheit wäre? Die Massage wird umso schöner für Sie und Ihr Baby, je mehr Spaß und Freude beide daran haben. Vor allem bei älteren Babys sind die folgenden Mini-Massagen und Massagespiele eine willkommene Abwechslung zur »klassischen« Babymassage.

Durch sie können Sie neue Elemente in die Massage einbeziehen, die Motorik und die Wahrnehmungsfähigkeit Ihres Babys fördern oder auf die Schnelle kleine Massageeinheiten im Alltag unterbringen. Und natürlich können Sie die Behandlungen auch gerne kombinieren oder als Vorbild für eigene Massagespiele verwenden.

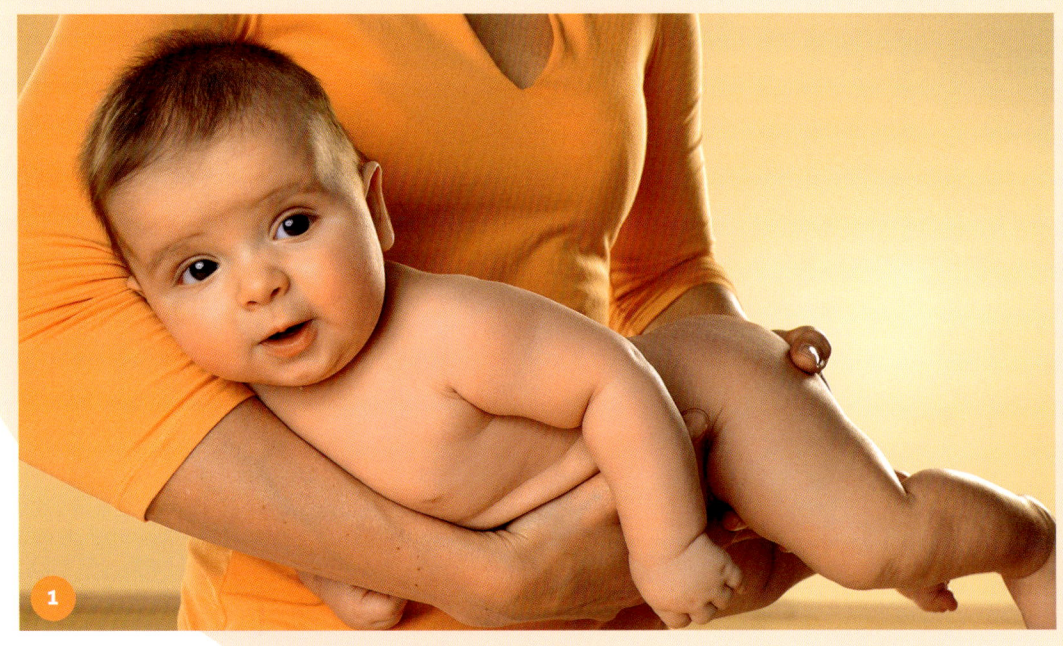

Wiegen und Schaukeln

Das Wiegen und Schaukeln kommt Ihnen vielleicht auf den ersten Blick nicht wie eine Massage vor. Doch die Bewegungen regen ebenfalls den gesamten Organismus Ihres Babys an – und helfen ihm dabei, seine Körper- und Raumwahrnehmung zu entwickeln.

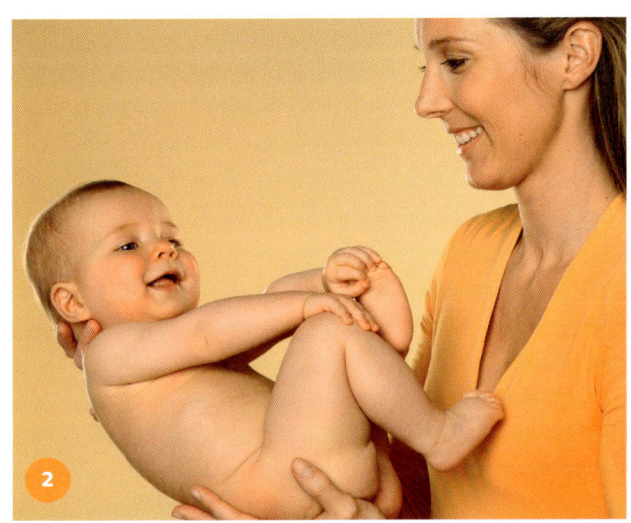

Auf und nieder, immer wieder

Fassen Sie Ihr Baby unter den Achseln und ziehen Sie es an Ihre Brust. Dann heben Sie es weit in die Höhe und ziehen es danach wieder an Ihre Brust. Viele Babys lieben es schon nach kurzer Zeit, wenn diese Bewegung schwungvoll durchgeführt wird und sie danach doch immer wieder in den sicheren Armen Ihrer Eltern landen. Zur Abwechslung können Sie Ihr Baby in der gleichen Haltung auch horizontal von sich wegstrecken und dann wieder liebevoll an Ihre Brust ziehen.

Flieg mit mir!

1 Legen Sie Ihr Baby in Bauchlage auf Ihren Unterarm und stützen Sie es mit der anderen Hand und Ihrem Körper. Dann stehen Sie auf, damit Sie sich frei drehen können. Zu Anfang empfiehlt es sich, nur Ihren Oberkörper leicht von einer Seite zur anderen zu drehen, damit sich Ihr Baby an die Bewegung gewöhnt. Später können Sie sich auch vorsichtig ganz um die eigene Achse drehen.

Achterbahn

2 Stützen Sie Ihr Baby in Rückenlage mit der einen Hand unter dem Po. Die andere Hand stützt den Nacken und umfasst wenn möglich auch eine Schulter, um das Kind sicher im Griff zu haben.

Dann heben Sie es hoch und die »Achterbahnfahrt« kann beginnen: Wiegen Sie Ihr Baby vor Ihrem Körper in einer großen Wellenbewegung von einer Seite zur anderen. Beschreiben Sie dabei die Kurven einer liegenden Acht: In die eine Richtung schaukelt es mit dem Kopf, in die andere mit dem Po voran nach unten. Beginnen Sie diese Übung ganz sanft, bis Ihr Kind sich sicher fühlt.

Die Schmetterlings-massage

»Der kleine Schmetterling« streicht ganz sanft mit seinen Flügelspitzen über Babys Haut ... Bei diesem Massagespiel wird mit federleichten Streicheleinheiten die Empfindungsfähigkeit der Haut stimuliert. Besonders kitzelige Babys wollen zwar auch bei dieser Massage zumindest zu Anfang lieber etwas fester berührt werden, aber im Lauf der Zeit kann das Spiel dazu beitragen, dass sie nicht mehr ganz so sensibel auf die sanfte Berührung reagieren.

Sie können den kleinen Schmetterling nach Belieben mit oder ohne Massageöl auf seine Reise über Babys Haut schicken. Ein wenig Öl hat den Vorteil, dass Ihre Hände noch sanfter über die Haut gleiten und Sie an den Ölspuren sehen können, wo Ihre Hände schon überall waren. Ohne Öl lässt sich die Massage dafür noch leichter jederzeit und fast überall »einschieben«.

Während des Entkleidens können Sie Ihrem Baby schon erzählen, dass nun ein kleiner Schmetterling geflogen kommt, um es mit seinen Flügeln zu streicheln. Vielleicht möchten Sie mit Ihren Händen ja sogar einen heranfliegenden Schmetterling nachahmen – dann weiß Ihr Baby schon nach kurzer Zeit, dass es jetzt ein paar besonders zarte Streicheleinheiten erwarten darf.

Das Besondere an der Schmetterlingsmassage ist, dass Sie nur mit den Kuppen Ihrer Finger sanft über die Haut Ihres Babys streichen, und zwar möglichst immer gleichzeitig und in einem gleichmäßigen Rhythmus. Dies ist am einfachsten, wenn Sie Ihre Daumen aneinanderlegen oder sogar miteinanderverhaken.

Der kleine Schmetterling

Ihr Baby liegt in Rückenlage vor Ihnen. Streichen Sie mit den Fingern nun hauchzart zuerst von innen nach außen über die Schultern und lassen Sie sie dann langsam von oben nach unten über Brust und Bauch Ihres Babys wandern. Der kleine Schmetterling kann dabei ruhig ein wenig hin und her wandern, an manchen Stellen etwas länger verweilen und andere (beispielsweise besonders kitzelige) schnell überfliegen. Machen Sie aus der Massage ein kleines Spiel, das Ihnen und Ihrem Baby Spaß macht.

Als Nächstes besucht der Schmetterling natürlich auch die Arme und Beine Ihres Babys – einen nach dem anderen. Zuletzt umfliegt er seinen Kopf und sein Gesicht, wo Sie zart die Stirn, die Wangen, das Kinn und auch die Ohren streicheln können – und vielleicht setzt sich der freche kleine Schmetterling ja sogar auf Babys Nase!

Wenn Sie möchten (und noch genug Zeit für die kleine Massage haben), können Sie

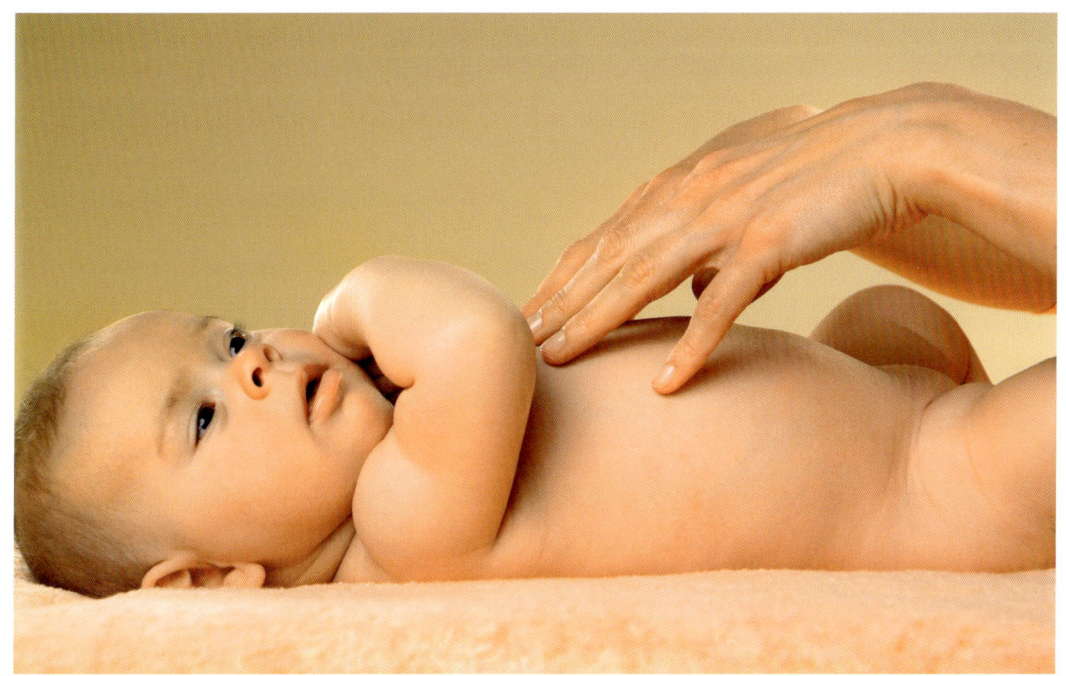

Verwandeln Sie Ihre Finger in Schmetterlingsflügel.

Ihr Baby dann noch umdrehen und nun seine Körperrückseite auf die gleiche Weise vom kleinen Schmetterling besuchen lassen: zuerst den Rücken von den Schultern bis zum Po und im Anschluss daran Arme, Beine und Kopf. Hier ist die Massage für Ihr Baby zwar nicht ganz so spannend, weil es Ihre Hände nicht über seinen Körper »fliegen« sieht, aber viele Babys genießen die sanften Berührungen trotzdem sehr.

Variante: der kleine Krabbelkäfer

Zur Abwechslung können Sie anstelle des kleinen Schmetterlings von Zeit zu Zeit auch einmal den kleinen Krabbelkäfer zu Besuch kommen lassen: Anstatt zart mit den Fingerspitzen zu streichen, trommeln Sie bei der Krabbelkäfermassage sanft mit den Fingerkuppen auf Babys Haut – so, als würde ein dicker kleiner Käfer mit vielen Beinchen darüber hinwegkrabbeln.

Der Ablauf der Massage bleibt derselbe wie beim Besuch des kleinen Schmetterlings: »Krabbeln« Sie zuerst von den Schultern über Brust und Bauch, dann einzeln über Arme und Beinchen, zuletzt über seine Wangen und schließlich die Körperrückseite. Kitzelige Babys mögen diese Variante manchmal sogar lieber als das zarte Streicheln der Schmetterlingsmassage.

Hör mal — spür mal! Massagen mit Versen und Reimen

Verse und Reime helfen kleinen Kindern, sprechen zu lernen – aber auch schon Babys können durch den Rhythmus in ihrer sprachlichen Entwicklung gefördert werden. Viel interessanter ist jedoch, dass die Worte die Massage zu einem kleinen Spiel zwischen Ihnen und Ihrem Baby machen und die Kommunikation zwischen Ihnen noch vertiefen. Außerdem können Sie Ihrem Baby helfen, die Massage schnell wiederzuerkennen – so weiß es auch in einer unvertrauten Umgebung oder unter ungewohnten Umständen, dass nun einige angenehme Streicheleinheiten folgen.

Ein Reim, der zu jeder (Öl-)Massage passt, lautet beispielsweise:

> *Wir kneten*
> *und reiben*
> *und streichen ganz fest –*
> *und wo wir fleißig*
> *Öl verreiben,*
> *bleibt kein Rest.*

Kleine Fingermassage — »Das ist der Daumen«

Kennen Sie noch einen der Klassiker unter den Kinderreimen? Er eignet sich ideal für eine kleine Fingermassage: Lassen Sie sich beim Aufsagen der Verse genug Zeit, um gleichzeitig jeweils den betreffenden Finger sanft zwischen Ihrem Daumen und dem Zeigefinger zu massieren. Das funktioniert natürlich auch mit allen anderen Fingerreimen – und zur Abwechslung können Sie damit ja auch einmal die Zehen massieren.

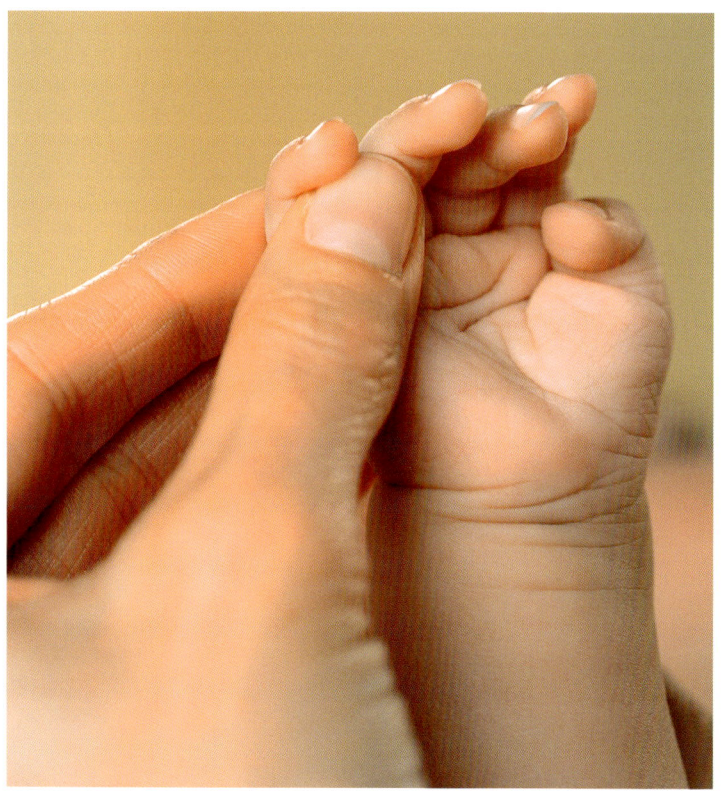

Fingerspiele, die mit einfachen Massagen und Reimen verbunden werden, fördern die Entwicklung besonders gut.

Das ist der Daumen,
der schüttelt die Pflaumen,
(Zeigefinger)
der sammelt sie auf,
(Mittelfinger)
der trägt sie nach Haus'
(Ringfinger)
und der kleine Frechdachs
isst sie alle auf!
(kleiner Finger)

Kleine Gesichtsmassage

Mit den Massagetechniken dieses Buchs können Sie mit etwas Fantasie zu vielen bekannten Kinderreimen oder Fingerspielen eine kleine Massage zusammenstellen. So ist auch die folgende Gesichtsmassage entstanden.

Komm her, kleines Bärchen,
ich streichle dein Härchen.
(Vom Scheitel zu den Ohren sanft über die Haare streichen)
Komm her, kleines Schneckchen,
ich streichle deine Bäckchen.
(Die Wangen von der Nase weg ausstreichen)
Komm her, kleines Häschen,
ich streichle dein Näschen.
(Von der Nasenwurzel über die Nasenflügel streichen)
Komm her, kleines Hündchen,
ich streichle dein Mündchen.
(Die Lippen mit den Daumen sanft nach außen streichen)

Komm her, kleine Maus,
die Massage ist jetzt aus.
(Baby in den Arm nehmen und an sich drücken)

»Du bist süß«

Sagen Sie Ihrem Baby, wie süß es ist, indem Sie es ihm mit großen Buchstaben auf Brust und Bauch schreiben. Es ist ein schönes kleines Massagespiel, liebevolle Worte mit zärtlichem Streichen zu verbinden und es funktioniert auch mit dem Namen des Babys oder anderen Sätzen wie »Du bist lieb«. Am besten sind Buchstaben mit großen Bögen: Wenn Sie diese im Uhrzeigersinn auf Babys Bäuchlein malen, regt das auch gleich die Verdauung an. Bei den Worten »Du bist süß« geht das so:

Zeichnen Sie mit einer oder mehreren Fingerkuppen zuerst das D, indem Sie von Babys rechter Hüfte nach oben bis unter die Rippen und dann in einem Bogen über den Bauch zurück zum Ausgangspunkt streichen.

Als Nächstes zeichnen Sie das B: Beginnen Sie wieder an der Hüfte, streichen Sie nach oben bis zur Schulter und in zwei Bögen zuerst über die Brust und dann über den Bauch.

Zuletzt kommt das S: Beginnen Sie an der Schulter, und streichen Sie in zwei schönen Kurven über Babys Brust und Bauch.

Zeigt her eure Füßchen: Fuß(-reflexzonen-) massage bei Babys

Die Fußsohlen gehören zu den empfindsamsten Körperregionen. Darüber hinaus gibt es eine Vielzahl von Wechselwirkungen zwischen bestimmten Reflexzonen am Fuß und den entsprechenden Organen. Durch die gezielte Massage dieser Reflexzonen kann eine beruhigende und mitunter sogar heilende Wirkung auf den ganzen Organismus erzielt werden.

Beim Baby sind die Füßchen noch so klein, dass eine Konzentration auf bestimmte Reflexzonen kaum möglich ist. Besser ist es, den gesamten Fuß so zu massieren, dass eine harmonisierende Wirkung eintreten kann. Die Fußmassage eignet sich besonders gut für zwischendurch, wenn für eine ausführliche Massage weder Zeit noch Platz ist. Bei der Fußmassage wird zunächst das eine Füßchen vollständig massiert, dann das andere.

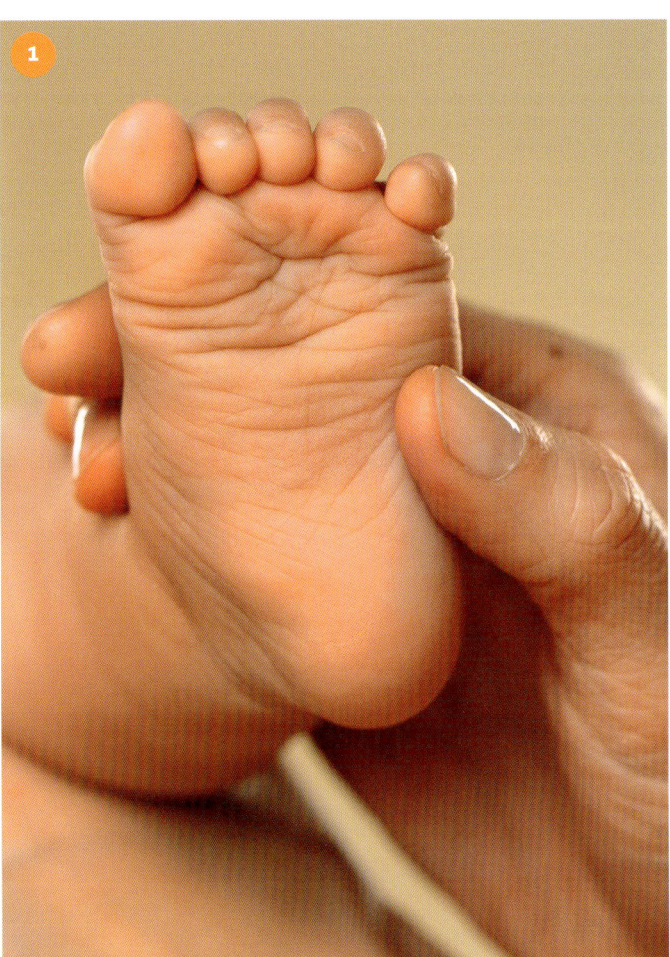

Die Knöchel umkreisen
Beginnen Sie die Fußmassage am Knöchel: Umfahren Sie ihn mit Ihren Daumenkuppen mit vielen kleinen kreisenden Bewegungen von allen Seiten.

Auf der Fußsohle kreisen
1 Stützen Sie das Füßchen Ihres Babys mit einer Hand ab und massieren Sie mit der anderen in großen Kreisbewegungen über seine Fußsohle. Der Kreis beginnt an der Ferse, folgt der Außenkante des Fußes hin zu den

Zehen, verläuft dann über die Fußballen zur Innenkante und folgt ihr wieder bis zur Ferse zurück.

Die Fußsohle streichen

Nun streichen Sie ebenso mit der Daumenkuppe sanft in geraden Bahnen von der Ferse zu den Zehen. Beziehen Sie dabei die gesamte Breite der Fußsohle mit ein.

Innen- und Außenkante massieren

Streichen Sie von der Ferse aus entlang der Innenkante des Füßchens bis zum großen Zeh und in einer fließenden Bewegung gleich wieder zurück zur Ferse. Wiederholen Sie dies einige Male und massieren Sie dann ebenso die Außenkante des Fußes bis hin zum kleinen Zeh.

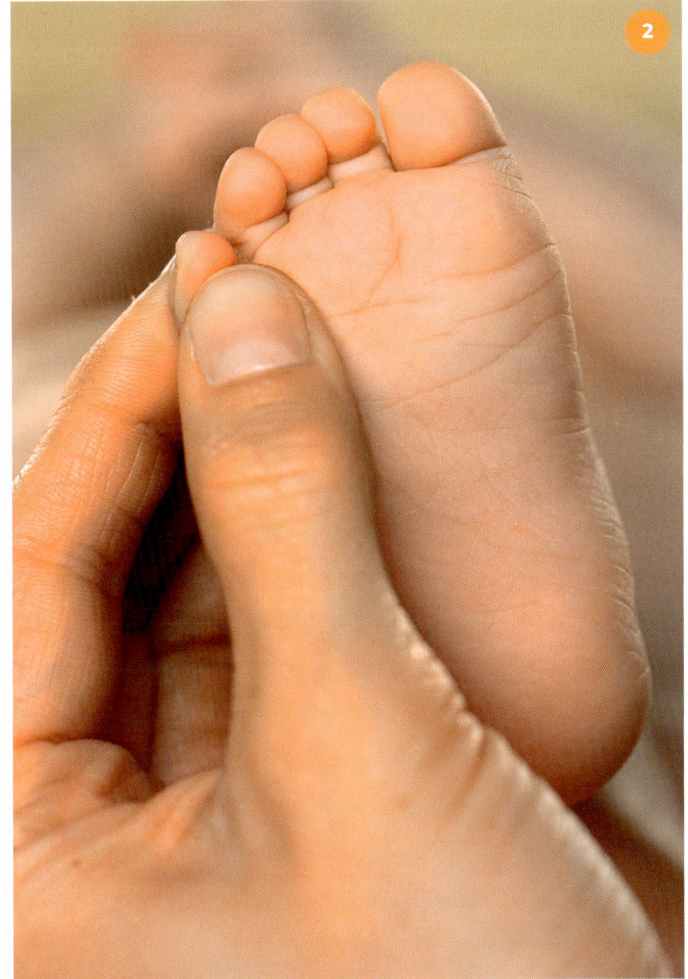

Die Zehen massieren

2 Massieren Sie vom großen bis zum kleinen Zeh jeden Zeh einzeln zwischen Zeigefinger und Daumen. Beginnen Sie jeweils beim Grundgelenk und massieren Sie mit sanftem Druck bis zur Zehenspitze. Dann drücken Sie behutsam mit der Kuppe Ihres Zeigefingers einzeln in die Mulde unter jedem Zeh.

Die Fußsohlen drücken

Stützen Sie das Füßchen Ihres Babys so in einer Hand ab, dass Sie mit dem Daumen der anderen Hand sanft gegen seine Fußsohle drücken können. Drücken Sie dabei einen Punkt nach dem anderen von der Ferse bis zu den Zehen und wieder zurück, bis Sie die ganze Fußsohle behandelt haben.

Katzenpfoten und Bärentatzen: Fingerspiele auf der Haut

Die folgenden Fingerspiele dienen vor allem dazu, noch mehr Abwechslung und Spaß in Ihre tägliche Massageroutine (die ja nie zu sehr zur wirklichen Routine werden sollte) zu bringen. Auch die Wahrnehmungsfähigkeit und die Empfindsamkeit Ihres Babys werden dadurch gefördert.

Zehn kleine Zappelmänner — kleine Bauchmassage

Bei diesem Spiel liegt Ihr Baby auf dem Rücken vor Ihnen, damit Sie bequem mit den Fingern auf seinem Bauch »herumzappeln« können – trippeln Sie mit den Fingerspitzen über seine Haut und versuchen Sie die Intensität dabei so anzupassen, dass es Ihr Baby nicht sofort kitzelt.

Zehn kleine Zappelmänner
zappeln hin und her,
zehn kleinen Zappelmännern
fällt das gar nicht schwer.
(Ihre Finger zappeln auf dem Bauch nach links und rechts.)
Zehn kleine Zappelmänner
zappeln auf und nieder,
zehn kleine Zappelmänner
tun das immer wieder.
(Ihre Finger zappeln zwischen Brust und Beinchen hin und her.)

Zehn kleine Zappelmänner
zappeln rings herum,
zehn kleine Zappelmänner
sind ja gar nicht dumm.
(Ihre Finger trippeln im Uhrzeigersinn über Babys Bäuchlein.)
Zehn kleine Zappelmänner
kriechen ins Versteck,
zehn kleine Zappelmänner
sind auf einmal weg!
(Verstecken Sie Ihre Hände unter Babys Beinchen oder hinter Ihrem Rücken.)
Zehn kleine Zappelmänner
rufen laut »Hurra!«.
Zehn kleine Zappelmänner
sind jetzt wieder da.
(Ihre Hände kommen wieder hervor und Sie können das Spiel wiederholen.)

Katzenpfoten

1 »Tapsen« Sie mit Ihren Fingerkuppen bei diesem Reim so samtweich wie Katzenpfoten über die Haut Ihres Babys!

Ich bin ein kleines Kätzchen,
so weich sind meine Tätzchen,
ich tapse rauf, ich tapse runter
(beispielsweise über den Bauch oder den Arm Ihres Babys)
und schon bist du wieder munter!
Wo ist denn nur das Mäuschen?
Ich glaub, hier ist sein Häuschen!
(Baby an Nase, Kinn oder Bauchnabel kitzeln)

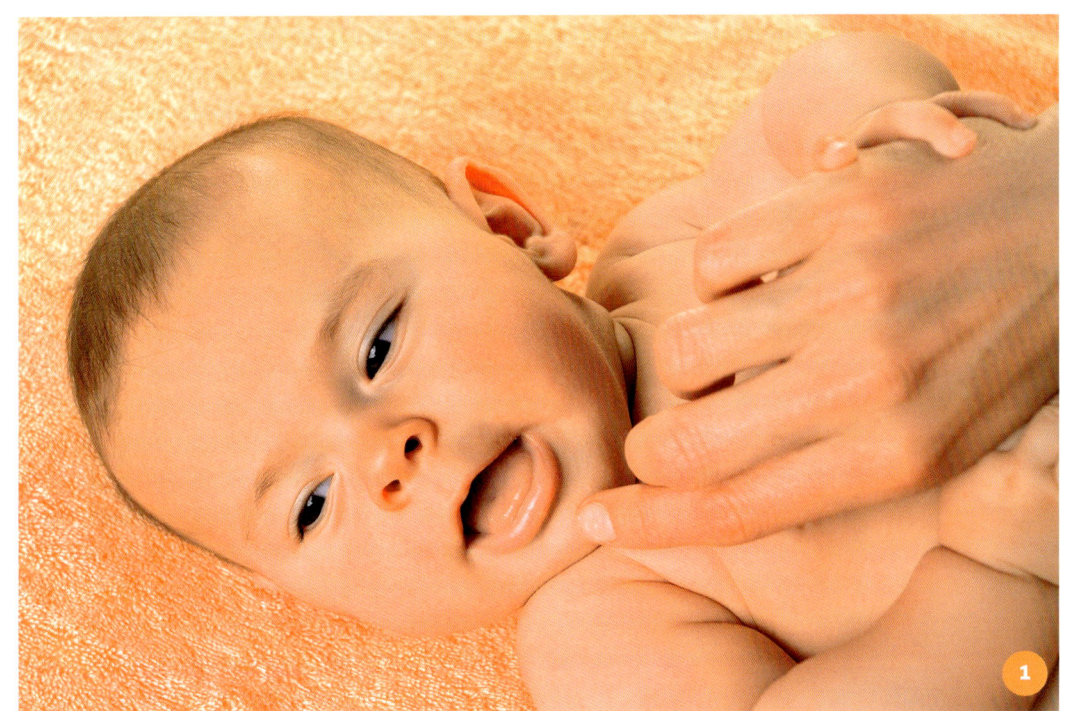

Was macht der freche Eskimo?

Zu diesem Reim können Sie Ihr Baby überall massieren – wichtiger als das Wo ist das
Wie der Berührung: mal kräftig, mal zart.

> *Was macht der freche Eskimo?*
> *Er hüpft herum auf deinem Po.*
> (Mit zwei Fingerkuppen sanft auf
> und ab hüpfen)
> *Mit dicken Tatzen stampft der Bär,*
> *mal rauf und runter, mal hin und her.*
> (Kräftig über die Haut streichen
> oder »stampfen«)
> *Jetzt kommt der kleine Pinguin,*
> *will sanft dir an den Öhrchen zieh'n.*

> (Daumen und Zeigefinger zupfen
> an den Ohrmuscheln.)
> *Und tausend Krabbelkäferlein*
> *kribbeln über Bauch und Bein.*
> (Die aufgestellen Fingerkuppen
> »krabbeln« über die Haut.)

Werden Sie kreativ!

Ob »Summ summ summ« oder »Eine kleine
Maus«: Es gibt unzählige Fingerspiele,
Kinderreime und -lieder, zu denen Sie
Massagespiele erfinden können. Lassen Sie
sich von den Minimassagen in diesem Buch
dazu anregen, Ihr Baby ganz individuell zu
massieren.

Kinne-Wippchen, Rot-Lippchen: kurze Gesichtsmassagen

Manche Babys lassen sich nicht gerne im Gesicht massieren, andere sind ganz verrückt danach. Falls Ihr Baby zu Letzteren gehört, sind die folgenden Gesichtsmassagen ideal für ein paar Streicheleinheiten zwischendurch. Sie benötigen dafür kein Öl und können sie fast überall durchführen.

Kinne-Wippchen, Rot-Lippchen

Kinne-Wippchen,
Rot-Lippchen,
Nubbel-Näschen,
Augenbräuchen,
zupp, zupp, feine Härchen.

Der Kinderreim »Kinne-Wippchen« eignet sich nicht nur für ein lustiges Spiel mit Ihrem Baby, sondern gleichzeitig auch für eine kleine Gesichtsmassage:

Kinne-Wippchen: Streichen Sie mit Ihren Daumen das Kinn Ihres Babys zu den Seiten hin aus.

Rot-Lippchen: Fahren Sie sanft mit den Fingerkuppen zuerst an der Unterlippe, dann an der Oberlippe entlang in Richtung der Mundwinkel. Zeichnen Sie dabei ein Lächeln auf den Mund Ihres Babys.

Nubbel-Näschen: Streichen Sie mit den Spitzen der Zeigefinger von der Nasenwurzel zart über die Nasenflügel in Richtung Mundwinkel.

Augenbräuchen: Streichen Sie die Augenbrauen Ihres Babys von der Mitte der Stirn zu den Schläfen hin aus.

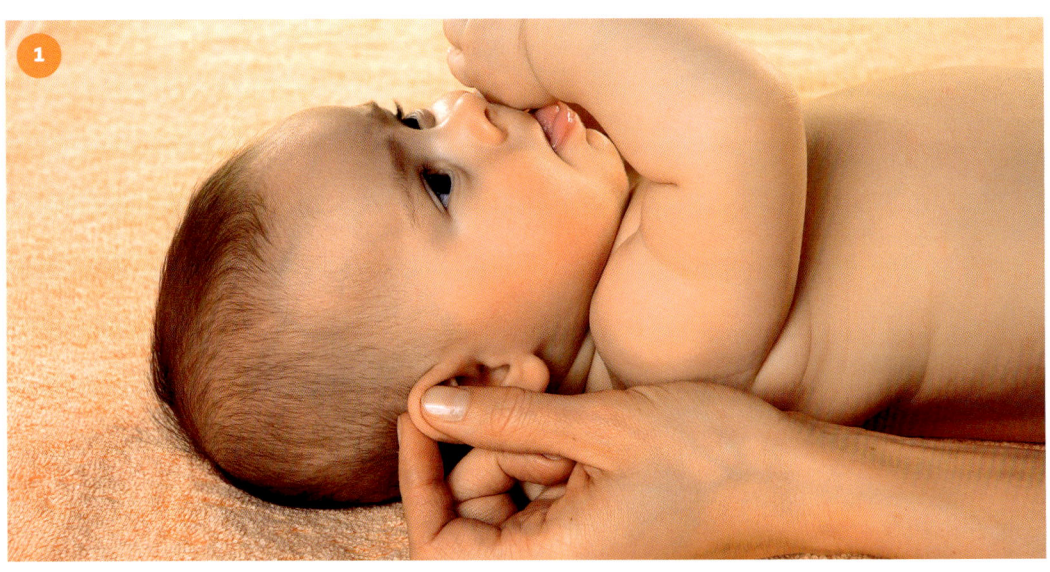

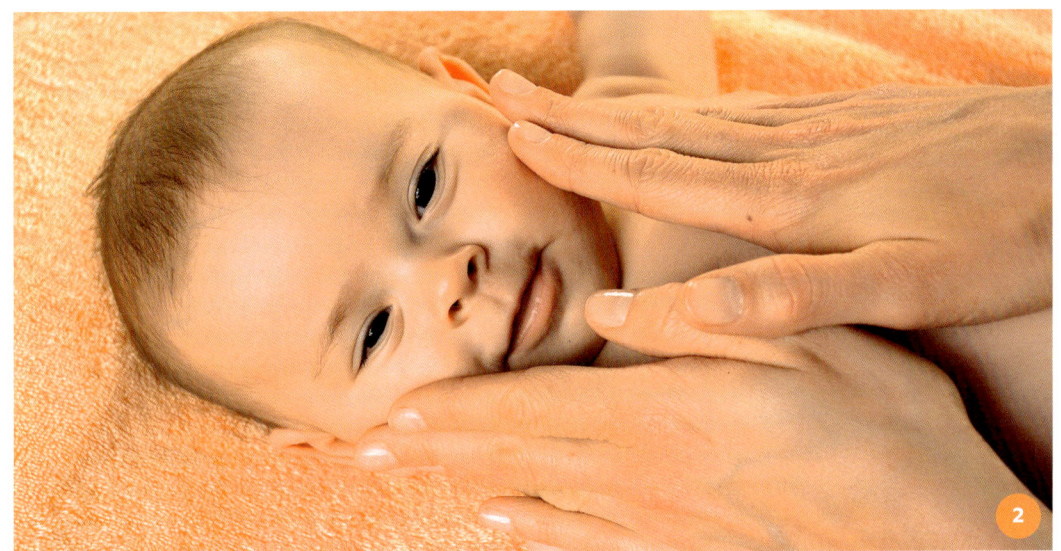

Zupp, zupp, feine Härchen: Zuletzt streichen Sie mit gespreizten Fingern von der
Stirn in Richtung des Scheitels durch die
Härchen Ihres Babys, als wollten Sie sie
kämmen.

Kleine Ohrmassage

Ebenso wie den Füßen werden auch den
Ohren Reflexzonen zugeschrieben, über die
Sie den ganzen Körper anregen können.
Babys Ohren sind zwar noch klein, sie kön-
nen aber trotzdem schon sanft massiert
werden.

1 Fassen Sie dafür ein Ohr zwischen Zeigefinger und Daumen am oberen Rand der
Ohrmuschel. Dann massieren Sie behutsam und rhythmisch am Rand des Ohres
entlang bis zum Ohrläppchen.

Kreismassage

2 Zeichnen Sie mit Ihren Daumen Kreise
auf die Wangen Ihres Babys. Beginnen Sie
neben den Mundwinkeln, streichen Sie zuerst nach oben und dann im Kreis nach
außen über die Wangenknochen und zurück zu den Mundwinkeln.

Jetzt lassen Sie Ihre Daumen in großen
Kreisen über die Stirn Ihres Babys wandern,
von der Stirnmitte bis zu den Schläfen.
Auch hier verläuft die Bewegung zuerst
nach oben und dann nach außen.

Zuletzt streichen Sie mit Ihren flachen
Fingern von der Mitte der Stirn gleichzeitig links und rechts in einem Halbkreis
über Schläfen und Kiefer bis zum Kinn Ihres
Babys.

Die kleine »Yoga-Massage«

Natürlich kann Ihr Baby selbst noch kein Yoga machen – aber mit Ihren Händen können Sie seinen Körper sanft in Positionen bringen, die bestimmten Yoga-Haltungen nachempfunden sind. In Indien ist diese Yoga-Massage ein fester Bestandteil jeder Babymassage. Sie dehnt den Körper und massiert dabei gleichzeitig die inneren Organe. Die Übungen lösen Verspannungen im Rücken, öffnen die Brust und erleichtern die Atmung. Darüber hinaus werden dabei die Gelenke gelockert.

Arme kreuzen

Ihr Baby liegt auf dem Rücken vor Ihnen. Nehmen Sie seine Händchen in Ihre Hände und strecken Sie seine Ärmchen sanft zu den Seiten aus. Dann überkreuzen Sie seine Ärmchen über seiner Brust. Wiederholen Sie die Bewegung einige Male, wobei abwechselnd einmal der eine, einmal der andere Arm Ihres Babys oben liegt.

Diagonales Überkreuzen

1 Als Nächstes fassen Sie mit Ihrer einen Hand ein Händchen des Babys und mit Ihrer anderen Hand den gegenüberliegenden Fuß. Strecken Sie den Arm und das Beinchen sanft aus und überkreuzen Sie sie dann, sodass der Fuß die gegenüberliegende Schulter erreicht und das Händchen zur gegenüberliegenden Hüfte zeigt. Wiederholen Sie die Bewegung sehr vorsichtig einige Male, dann wechseln Sie zum anderen Händchen und zum anderen Fuß.

Beine kreuzen

Zuletzt werden die Beinchen des Babys überkreuzt: Fassen Sie mit jeder Hand einen Fuß Ihres Babys, strecken Sie seine Beine sanft zu den Seiten und kreuzen Sie sie dann langsam über seinem Bauch. Achten Sie darauf, die Bewegung behutsam und sehr langsam durchzuführen, und wiederholen Sie sie ein paar Mal, sodass jedes Bein mehrmals oben ist.

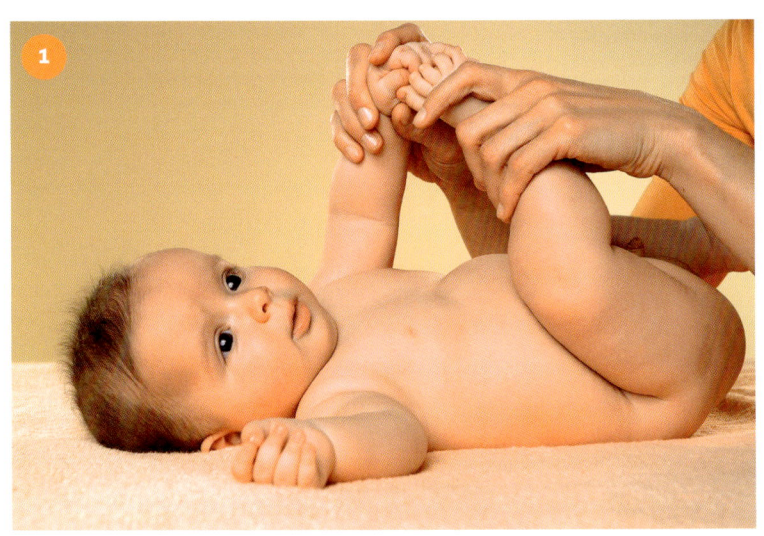

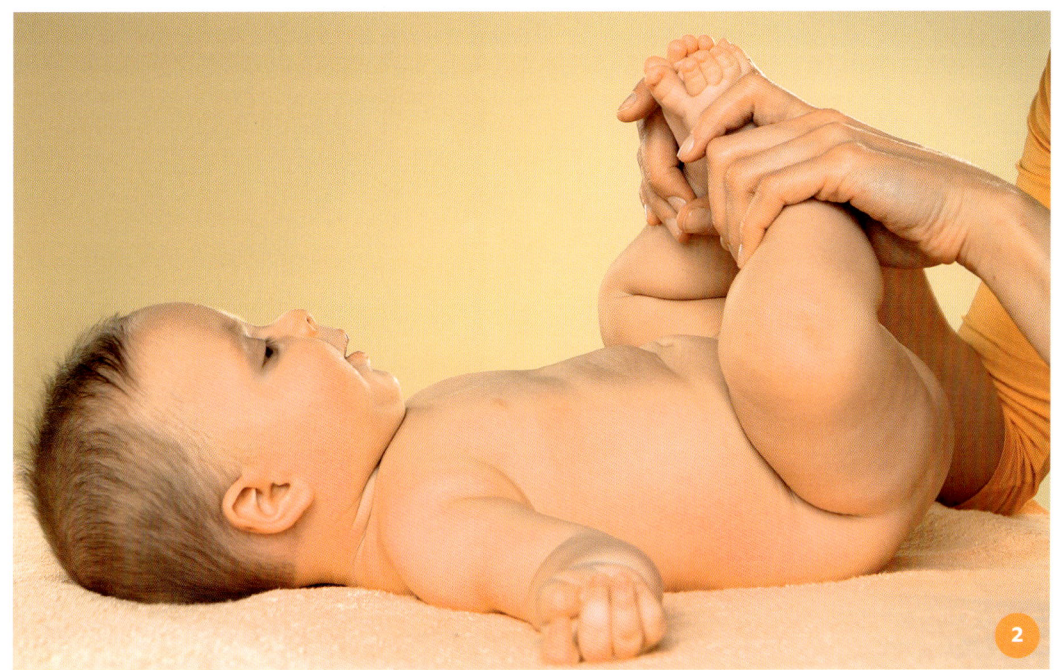

2

Yoga-Liegesitz

Ab dem Alter von drei Monaten können Sie mit Ihrem Baby auch diese Übung durchführen.

2 Ihr Baby liegt auf dem Rücken vor Ihnen. Fassen Sie seine Unterschenkel, sodass Sie seine Knie leicht beugen können. Heben Sie die Beinchen an und führen Sie vor dem Bauch Ihres Babys seine Fußsohlen zueinander. Sie können dabei seine Füßchen leicht drehen, sodass es in die Fußsohlen hineinsehen kann und nur noch die Außenkanten der Füßchen aneinander liegen.

Gut zu wissen

Babys sind in vieler Hinsicht beweglicher als wir Erwachsenen, vor allem in den Hüften. Daher ist das Überkreuzen bei der Yoga-Massage bei Weitem nicht so akrobatisch für sie, wie es auf den ersten Blick aussieht. Gehen Sie trotzdem immer behutsam und langsam vor, damit die Übungen für Ihr Baby auch angenehm sind!

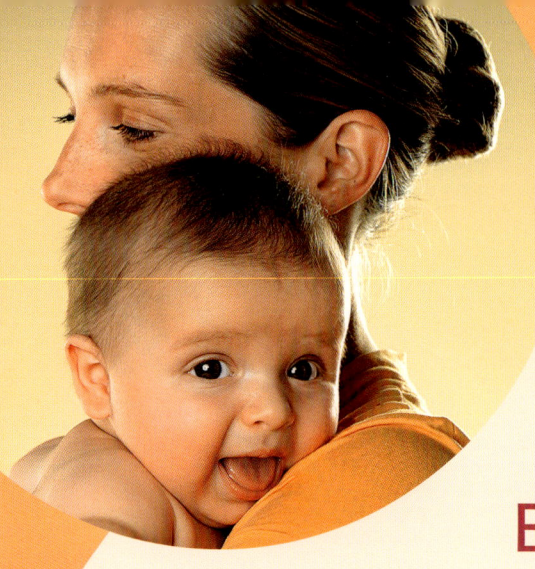

Extra:
Baby-Shiatsu

Shiatsu ist eine Massagetechnik, die Anfang des 20. Jahrhunderts in Japan entstand. Sie basiert wie die Akupressur auf der Vorstellung, dass der menschliche Körper von einer Vielzahl von Energiebahnen, den Meridianen, durchzogen wird. Die Lehre von den Meridianen entstammt der Traditionellen Chinesischen Medizin und wurde über Jahrtausende hinweg von Generationen von Ärzten weiterentwickelt.

Shiatsu-Behandlungen für Babys werden im Westen erst seit Kurzem von einer wachsenden Anzahl von Therapeuten angeboten. Dass die Prinzipien, auf denen Shiatsu und Akupressur beruhen, auch bei Babys wirksam sind, ist jedoch nicht neu. Shiatsu hat die gleichen positiven Auswirkungen auf Babys wie jede Form der liebevollen Babymassage: Es beruhigt, entspannt, spendet Trost und Zuversicht und lindert eine Vielzahl von kleinen Wehwehchen und Verspannungen. Darüber hinaus kann ein erfahrener Therapeut mit Shiatsu auf wirkungsvolle Weise konkrete Beschwerden behandeln. Die ersten Erfahrungen mit Baby-Shiatsu können Sie aber auch ganz entspannt zu Hause machen. Hier die wichtigsten Infos.

Meridiane und Lebensenergie

Fernöstliche Therapien sehen den menschlichen Körper nicht nur als eine fein aufeinander abgestimmte »Maschinerie« aus Muskeln, Knochen und Organen, sondern als Teil der Gesamtheit von Körper, Seele und Geist. Alle Ebenen sind energetisch miteinander verbunden. Grundlage dieses Systems ist die Lebensenergie Qi (Chi): Nur wenn sie ungestört fließen kann, sind Körper, Seele und Geist im Gleichgewicht und gesund.

Krankheiten und Störungen des Wohlbefindens werden im Shiatsu auf Störungen im Fluss der Lebensenergie zurückgeführt. Blockaden in den Meridianen führen dabei zu verschiedenen Beschwerdebildern, da jeder Meridian einem bestimmten Bereich des Körpers zugeordnet ist. Im Shiatsu wird in der Regel mit den 14 Hauptmeridianen gearbeitet. Zusätzlich werden bestimmte, meist auf diesen Meridianen liegende Energiepunkte (Tsubos) in die Behandlung mit einbezogen, die in den meisten Fällen Punkten entsprechen, die auch in der Akupressur eine wichtige Rolle spielen. Der Energiefluss in den Meridianen beeinflusst jedoch nicht nur das körperliche Wohlbefinden, sondern auch das psychische – daher können mit Shiatsu auch sehr effektiv Babys behandelt werden, die unter Ängsten oder Unruhe leiden, und auch bei »Schreibabys« kann eine gezielte Shiatsu-Behandlung hilfreich sein.

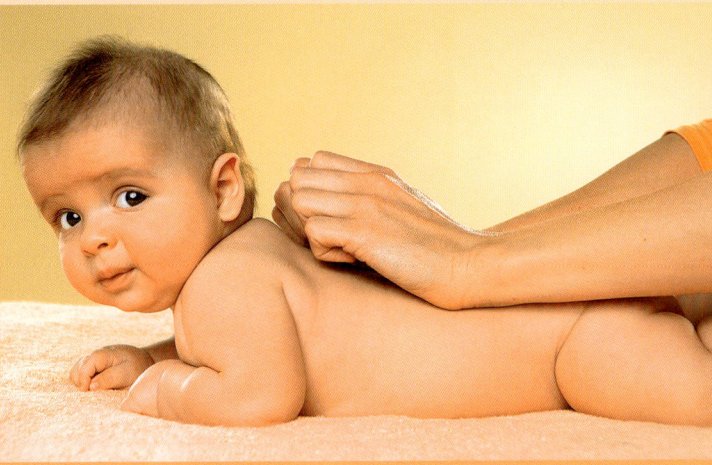

Baby-Shiatsu regt die Lebensenergie des Kindes sanft an.

Baby-Shiatsu —
die wichtigsten Wirkungen

Baby-Shiatsu steigert das Wohlbefinden Ihres Babys auf sanfte Weise und hat darüber hinaus noch eine Reihe von positiven Wirkungen:

- Verspannungen und (energetische) Blockaden, die beim Baby zu Schreien, Quengeln oder häufigem Weinen führen können, werden aufgelöst.
- Baby-Shiatsu verbessert die Körperwahrnehmung Ihres Babys, stimuliert seine Sinne und fördert die Entwicklung des Gehirns.
- Die Shiatsu-Massage harmonisiert den Energiehaushalt Ihres Babys, sie fördert das gesunde Wachstum von Knochen, Muskeln und Organen, regt die Durchblutung an und stärkt die Verdauung.

Die Basics — das sollten Sie wissen

- Da Baby-Shiatsu eine intensivere Wirkung entfalten kann als andere Babymassagen, sollten Sie erst frühestens acht Wochen nach der Geburt damit beginnen.
- Wenden Sie die stimulierende Massage aus Fernost nicht länger als zehn bis 15 Minuten pro Tag an. Sie können Baby-Shiatsu jedoch ruhig auch mit anderen Massagen kombinieren oder abwechseln.
- Bei Erwachsenen wird Shiatsu normalerweise nicht auf der nackten Haut, sondern mit leichter Kleidung durchgeführt. Bei Babys hat sich dagegen die Massage mit direktem Hautkontakt bewährt, da die zarte Babyhaut mitunter empfindlich auf die Reibung der Kleidung reagiert.
  - Verwenden Sie beim Baby-Shiatsu kein Öl!

- Achten Sie auf die auf Seite 92/93 beschriebene Reihenfolge. Bei Shiatsu ist es wichtig, die Massagebewegungen in die richtige Richtung durchzuführen, da der natürliche Energiefluss in den Meridianen so unterstützt wird.
- Wenn Sie Baby-Shiatsu zur Behandlung konkreter Beschwerden einsetzen möchten, empfiehlt es sich, einen Baby-Shiatsu-Kurs zu besuchen und sich von einem erfahrenen Therapeuten ein individuell abgestimmtes Massageprogramm zeigen zu lassen. Das hier gezeigte Programm ist in erster Linie eine Wohlfühlmassage, die darauf abzielt, Ihr Baby zu verwöhnen und den Energiefluss in den Meridianen allgemein zu harmonisieren.
- Achten Sie stets auf die Reaktionen Ihres Kindes: Zeigt es bei bestimmten Berührungen deutlich sein Unbehagen, ist es besser, diese nur ganz kurz und behutsam durchzuführen oder eventuell sogar ganz wegzulassen.

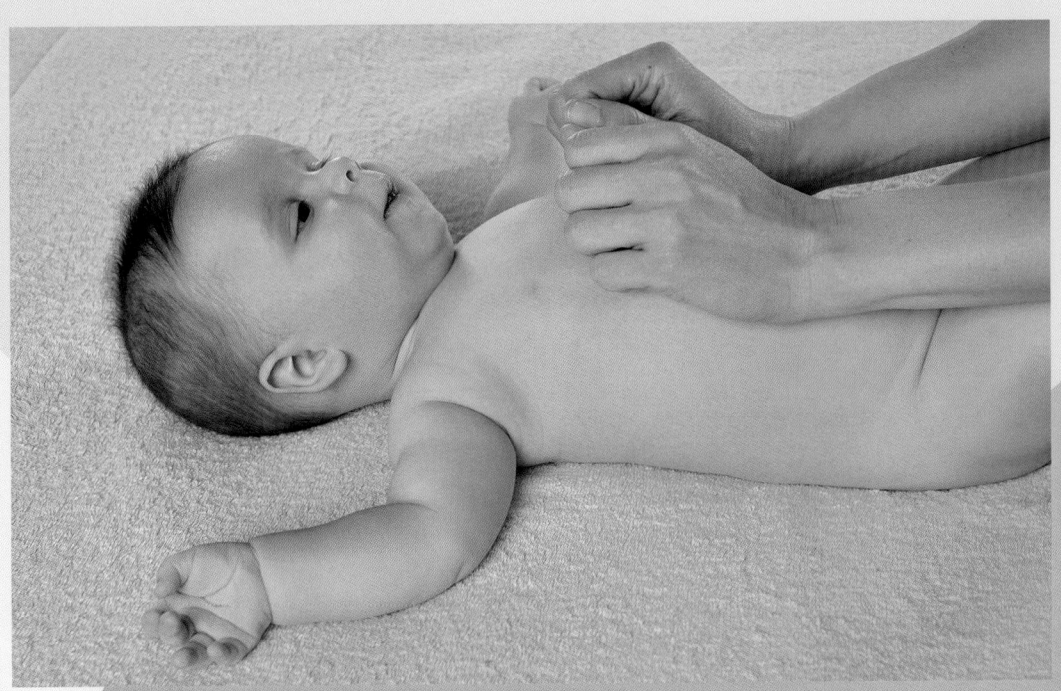

Für die Shiatsu-Massage brauchen Sie kein Öl.

Baby-Shiatsu: die Technik

Achten Sie beim Baby-Shiatsu auf eine warme Atmosphäre, bringen Sie sich jedoch auch selbst in Stimmung, indem Sie ganz zur Ruhe kommen.

Beim Baby-Shiatsu sollten Sie vor allem mit dem Handballen und den Daumenkuppen arbeiten. Massieren Sie einfach entlang der Meridiane und lassen Sie sich »von Ihrem Bauch« zu den Energiepunkten führen. Kombinieren Sie die Massage mit dem Atem. Beim (sanften!) Drücken atmen Sie aus, wenn Sie nachgeben wieder ein.

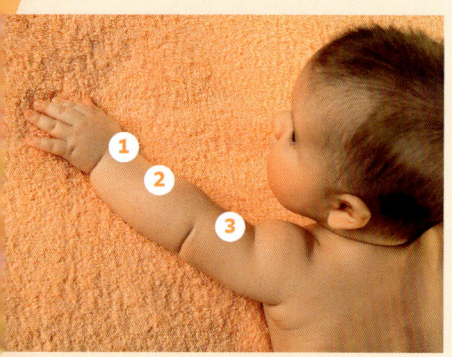

Die Arme massieren

Strecken Sie den Arm Ihres Babys sanft aus. Dann streichen Sie mit dem Handballen zuerst langsam von der Brust über die Innenseite des Ärmchens bis zur Handfläche. Danach heben Sie das Ärmchen so an, dass Sie von der Achselhöhle Ihres Babys aus über die Arminnenseite bis zur Handfläche und den Fingerspitzen streichen können.

Dann streichen Sie von seinem Handrücken über die Außenseite seines Ärmchens und den Ellenbogen zurück zur Schulter. Setzen Sie die Bewegung sanft über den Hals bis zum Ohr fort. Lassen Sie die Daumenkuppen dann an den Punkten 1, 2 und 3 jeweils einige Sekunden lang sanft kreisen.

Die Körpervorderseite und die Beine massieren

Zuerst wird die Körperseite von oben nach unten ausgestrichen: Beginnen Sie an den Schultern und gleiten Sie mit beiden Handballen auf Höhe der Brustwarzen links und rechts der Körpermitte nach unten zum Beinansatz. Setzen Sie die Bewegung über die Vorderseite der Oberschenkel fort bis zum